华夏文库·道教与民间宗教书系

道教诸神考

李海龙　编著

中原传媒　中州古籍出版社

图书在版编目(CIP)数据

道教诸神考 / 李海龙编著 . —郑州 : 中州古籍出版社，2020. 6（2022. 12 重印）
（华夏文库道教与民间宗教书系）
ISBN 978-7-5348-9197-7

Ⅰ . ①道… Ⅱ . ①李… Ⅲ . ①道教 – 神 – 研究 – 中国 Ⅳ . ① R212

中国版本图书馆 CIP 数据核字（2020）第 094574 号

DAOJIAO ZHUSHEN KAO

道教诸神考

总 策 划 耿相新 郭孟良
项目协调 单占生
项目执行 萧梦麟
策划编辑 肖 泓
责任编辑 肖 泓
责任校对 唐志辉
封面设计 新海岸设计中心
版式设计 曾晶晶
美术编辑 王 歌

出 版 社 中州古籍出版社（地址：郑州市郑东新区祥盛街 27 号 6 层 邮编：450016 电话：0371-65723280）
发行单位 河南省新华书店发行集团有限公司
承印单位 河南新华印刷集团有限公司
开 本 640 mm × 960 mm 1/16
印 张 9.75
字 数 90 千字
印 数 1 001—3 000 册
版 次 2020 年 8 月第 1 版
印 次 2022 年 12 月第 2 次印刷
定 价 39.00 元

导 论

宗教是人类社会历史发展中重要的文化现象，是人们对“超自然存在者”的信仰以及伴随的仪式行为。在相当长的历史时期内，宗教一直是人们理解世界的主要方式之一。

人类学研究表明，在世界各地的部落民族中，普遍存在着一种关于超自然存在者的理论与仪式活动。考古发现，在旧石器时代晚期，距今约 2.7 万年前的北京山顶洞人就已经有了原始的宗教观念，比如他们的生活中已经有了埋葬死者的仪式，出现死后世界的观念。在上古时期，我国先民心中也产生了关于“天”“天帝”或“上帝”的至上神观念，在政治生活中也有了祭祀天神的宗教仪式。《尚书·舜典》记载，舜帝在接受尧帝的禅让册命之后，还要选择吉日举行祭祀天地、六宗山川与群神的仪式，“在璇玑玉衡，以齐七政，肆类于上帝，禋于六宗，望于山川，遍于群神”。此处的“上帝”就是指超自然的最高存在者。

东汉年间，佛教传入，道教创立，以儒释道三教为主体的格局逐渐形成。道教是我国土生土长的制度性宗教[1]，对民众的思想信仰与价值追求影响深远，研究道教是理解中国民众信仰文化生活的重要方

[1] “制度性宗教”一词源自杨庆堃的《中国社会中的宗教》一书。杨庆堃认为佛教、道教是一种独立于世俗的社会与文化，同时拥有自己的神学理论、仪式与组织的信仰形成，所以将其称之为“制度性宗教”。与其对应的是“分散性宗教”，即没有自己独立的神学理论、仪式与组织的信仰形式。

式之一。

道气论与神仙信仰

一般而言，学界认为道教创立于东汉末年，距今已有近两千年的历史。道教尊奉的经典之一《道德经》曰“人法地，地法天，天法道，道法自然”，所以“道”是道教的核心信仰。道教以“道”为教，以“道”化人，修道证真，得道成仙是道教徒修行的根本目标。

“道”也是中国哲学的核心范畴之一，本意是指道路，后来引申出道理、道德、原则等形而上的内涵。儒道二教共同尊奉的经典《周易·系辞》曰，“形而上者谓之道，形而下者谓之器”，所以“道”一般是指宇宙万物生成、运行的内在规律和法则，属于形而上的存在。先秦百家争鸣时，诸子各家共同分享“道”的内涵，比如孔子曰“朝闻道，夕死可矣”，《中庸》亦云“天命之谓性，率性之谓道，修道之谓教。道也者，不可须臾离也”。法家代表人物韩非子也称“道者，万物之所然也”。但是，儒家等其他学派主要是从政治社会伦理秩序的角度阐释“道”的内涵，而道家则将“道”的含义上升到本体、本根与本源的形而上层面。老子《道德经》五千言，系统地阐释了“道”的思想内涵，形成道家学派。《道德经》曰“道生一、一生二、二生三、三生万物”。在道家的思想内涵中，“道”是先天地生的终极存在，是宇宙的本体、世界的本源，宇宙万物都由“道”化生，按照“道”的原则进行演化。在道家思想中，“道”无所不在，无时不在，无所不包，而且又无形可见。“道”既是超越万物的形而上的存在，同时又内在于万物之中，构成了万物的本质特征。

先秦时期，老子与庄子等哲学家更多是从哲学的角度阐释“道”

的内涵，此时，“道”只是本体性、本源性的抽象存在。东汉末年，张道陵吸收了老子的“道论”思想，以“道”为信仰对象，创立五斗米道，尊老子为教主，对“道”进行了宗教化的阐释，把“道”视为创世纪的人格神，认为道教的一切教理、教义都是由“道”产生，世界万物皆源于“道”，称“道”是虚无之系、造化之根、神明之本，也是天地之元。

其实在五斗米道与太平道创立之前，部分崇尚老子的信徒已经将老子视为“道”的化身。在东汉明帝、章帝之际，益州太守王阜作《老子圣母碑》称：“老子者，道也。乃生于无形之先，起于太初之前，行于太素之元，浮游六虚，出入幽冥，观混合之未别，窥清浊之未分。”张道陵为老子《道德经》作注解，形成《老君道德经想尔训》（简称《老子想尔注》，此经典是五斗米道祭酒向入道信徒宣讲老子思想的书）。《老子想尔注》云：“一者，道也……一散形为气，聚形为太上老君，常治昆仑，或言虚无，或言自然，或言无名，皆同一身。”信徒把老子视为“道”的体现者与化身。这样，哲学意义上的“道”彻底人格化、对象化，成为创世纪的终极存在者，于是先秦道家哲学也逐渐演变为后来的道教神学。

在道教神学思想中，“气”是一个与“道”同样重要的概念。在人们的一般理解中，“气”是一个形而下的概念，是实体性的存在，聚散可见，构成事物的物质基础。而“道”则是形而上的存在，构成事物的内在根据与本质特征。所以形而上的“道”与形而下的“气”不可分离，“气”是“道”的物质承担者，“道”是“气”的内在根据，“气化”则是“道”的功能性体现，“道”与“气”一起构成万物的本质与实在。道教信徒虽然以“道”为最高信仰对象，但是，形而上的“道”是一个玄之又玄的存在，不可言说，不可名状，不可感知，甚至也不可把握。于是，道教又承继两汉的元气论思想，引入“气”的概念，认为原始之气化生天地万物。东汉王符在《潜夫论·本训》中阐释了“道与气”的辩证关系，认为“道德之用，莫大于气。道者，气之根也；气者，道之使也。必有其根，其气乃生；必有其使，变化乃成”。道教认为天地万物都是由“道”演化而来，由“气”构成，正是实体性的“气”拥有“道性”才成为神，“气”与“道”不可分离。所以，在道教神学思想中，“道”与“气”都具有本源性、化生性的含义，在特定的时候，二者甚至可以直接等同，视为一物，称为“道气”。

在东汉后期，道书《老子想尔注》《太平经》与《周易参同契》等，都将“道”解释为元气。所以，道学家在阐释宇宙的生成演化时，有时认为是“道”化生万物，而有时又认为是元气化生万物；六朝时期，神仙道教兴起，此时信徒更是将“道”与“气”视为一物，比如南朝道士陶弘景在《真诰·甄命授》中云：“道者混然，是生元气。元气成，然后有太极。太极则天地之父母，道之奥也。”在后来的《养性延命录》中，陶弘景更是引用《服气经》的观点，将道阐释为气，直接认为：“道者，气也。保气则得道，得道则长存。”所以，道书中的“始气”“元气”“道气”与“自然之气”等概念都具有形而上的意涵，具有本源性的特征。虽然道教称老子是产生于太无之先的终极存在，但是也禀受先天自然之气，由玄元始“三气”所化成。南朝道书《三天内解经》云：“幽冥之中，生乎空洞。空洞之中，生乎太无，太无变化玄气、元气、始气。三气混沌相因，而化生玄妙玉女。玉女生后，混气凝结，化生老子。”道学家在后来阐释三清神时，同样是基于“气化”的理论，认为三元变三气，三气化生三位至尊天神，后来形成“一气化三清”的理论。[1]

[1] 《云笈七签·内丹》云：“在宇宙未分，阴阳混沌之时，为一元气之神化。即天地之精，而化身于三清。”

道教的修道方术也充分体现了“气化”的思想。比如道教认为气之精者为元气，而元气又为人化之始气，人体之元气、元精与元神是修仙的“三宝”。在具体的修炼过程中，道教信徒也尤为重视对“气”的控制，如胎息、行气、导引、服气、炼气等方式，都是源于气论思想，都是对气的思想的阐发与具体实践应用。

神仙是道教的最高信仰“道”（或曰“大道”）在现实世界的形象化、具体化，是理解道教信仰的核心范畴。神仙文化为中国所独有，蕴含了先民对宇宙自然和社会人生的深邃思考与探索。战国时期，神仙观念已经开始流行，“长生不老”“长生久视”已经成为部分人的追求与向往。学术界一般认为神仙信仰源自荆楚文化与燕齐文化。在先秦典籍《山海经》《庄子》与《楚辞》等中出现了大量关于神仙真人的记载。比如《山海经》中出现了大量关于奇异国度、奇异动物等记载，该书称在奇异国度里存在不死之民、不死之药、不死之山与不死之树等神奇事物。《庄子》一书中也对得道、合道的人物进行了描述，修道成真成仙者可以实现长生不死，位列星宿。而且宣称在藐姑射山有神人居住，神人“肌肤若冰雪，淖约若处子；不食五谷，吸风饮露；乘云气，御飞龙，而游乎四海之外”。秦汉时期，方士也曾宣扬神仙理论，秦始皇、汉武帝等也都热衷于求仙活动，派遣大量方士出海以求神仙。而且在这一时期，已经出现了真人、神人、仙人、大神等神仙分类。东汉末年，道教正是在承袭战国以来的神仙思想的基础上，形成了系统的神仙理论与信仰。

在道教神仙信仰里，神与仙都符合“道”的原则，都含有道性，都是由“道气”所化成，都具有超自然的法力。但是，由于修炼的程度以及所含道性的差异，诸位神仙的等级与品位是不同的。广义的神仙包括天神、地祇、人鬼与仙真在内的所有神祇，而狭义的神仙则仅仅是指通过修炼而得道的长生不死之人。另外，神主要是指化生宇宙万物的先天存在，拥有超自然的能力，具有源发、灵妙等神性特征，《说文解字》曰“天神，引出万物者也”，再如《周易·说卦传》云“神也者，妙万物而为言者也”。所以，神先天就具有道性，而不需要后天修炼，也非凡人后天可学，比如三清等天界尊神；而仙则主要是指后天仙真，是世俗社会中的凡人通过特定的修炼，经历无数“劫难”，摆脱了自然的束缚，部分地拥有道性的人。“仙”在古文中写作“仚”，《说文解字》谓“人在山上皃（貌）”，是指进入山中修道的人，具有轻举飞升之意。“仙”的异体字写作“僊”，《说文解字》谓“僊，长生迁去也”。东汉刘熙在《释名·释长幼》中也对仙字进行了解释，谓“老：朽也。老而不死曰仙；仙，迁也；迁，入山也”。所以，道教中的神仙一般是指通过修炼得道而实现长生不死的人。

神仙信仰是道教的根本信仰，修道成仙也是信徒的最终追求。道教虽然肯定了先天自然之“神”的存在，但是更加重视凡人后天的修炼过程，所以道教又特别重视“化”的作用。“化”就是指变化改变，即凡人通过修炼而拥有道性，摆脱了自然的束缚，所以修炼成仙又称为“羽化登仙”。正是基于“化”的原则，所以在宋元以来，道教塑造的诸位至尊天神如玉皇大帝、玄天上帝等，都是经过后天艰难的修炼过程，最终得道成神。道教认为凡人通过修炼可以拥有神的全能与法力，能够长生不死、不受自然的拘束、轻举飞升、变化多端，具有各种神通。当然，凡人成仙之后，在体态、饮食、行为与居所等方面皆与他人不同。天上的神仙住在天庭，地上神仙则住在远离人烟的深山密林之中，道教称之为“洞天福地”。

神仙的来源与等级分类

道教是多神信仰型宗教，既承袭了原始民间巫术信仰，又吸收了儒教与佛教元素，拥有庞大的神仙集团，在神谱里挂名的神仙不可胜计。道教神仙来源多样，杂而多端，历经千年历史演变而形成。

在道教创立之初，信徒崇奉的神仙较少。经过魏晋南北朝以及隋唐两宋的发展，到明朝时，道教奉祀的神仙已达数千位。元末明初，道学家周思得主持编纂的《上清灵宝济度大成金书》记载，道士在举行普天大醮时要奉祀的神仙达到“三千六百圣位”，这其中还不包括一些地方性、民间性的神仙。所以，即使道观里每天念经上香敬拜的道士，也不能理清每位神仙的来源、位阶与职掌。

综合来看，道教崇奉的神仙主要有以下几个来源：一是承袭原始社会万物有灵的泛神观念，吸收改造传统的天神、地祇信仰。上古时期，中国就已经出现了自然崇拜、图腾崇拜、祖先崇拜与鬼神崇拜等信仰形态，人们普遍祭祀天神、地祇与人鬼等。《周礼·大宗伯》记载，人们祭祀昊天上帝、日月星辰、山河湖泊、风伯雨师、四方百物以及祖先灵魂等。道教对原始宗教信仰全盘吸收，并稍加改造，使之成为具有道教色彩的神仙。比如三官神就是源于传统的天地水自然崇拜，东岳大帝则是源于传统山岳崇拜，斗姆、魁星与玄帝等则是源于星辰崇拜。虽然，道教后来崇奉的神仙越来越多，但是并没有完全突破传统的天神、地祇与人鬼信仰格局。二是吸收上古神话和传说中的人物。道教对上古时期传说中的人物，如黄帝、盘古、东王公与西王母等进行加工改造，使之成为道教崇奉的神仙。即使是道教崇奉的至尊天神，也是在吸收盘古开天辟地神话的基础之上，将其改造成元始天尊。三是改造战国以来流传的神仙人物。战国以来，神仙信仰兴起，许多典籍中都出现了关于神仙人物的记载，如《庄子》中的广成子、彭祖等，《楚辞·远游》中的赤松子、傅说等。秦汉时期，神仙信仰广泛流行，《史记·封禅书》《淮南子》等书中都记载了大量神仙方士。道教悉数将其吸收改造，使之成为信徒尊奉的神仙。四是融合外来佛教崇奉的神祇。佛教传入我国后，道教不断模仿和吸收佛教中的神灵观念，形成二十八天帝、三十二天帝、慈航真人、普贤真人等神仙人物。宋元以降，在三教合一思想的影响下，部分佛教禅师也进入到道教神仙系统，位列仙班。五是道教各派的创教祖师真人。由于祖师真人在创立本派过程中发挥了重要作用，所以也为后世弟子所崇奉，比如张天师、许真人、五祖七真、丘真人、张真人等。此外，在道教神谱中，还有一些神仙源自民间俗神、行业神以及民众崇奉的历史英雄人物等。道教为了吸引民间信徒，扩大影响，于是将民间崇奉的俗神、行业神如药王、鲁班、马王、水草大王等纳入自身崇奉的神仙体系中。

道教神仙来源杂而多端，所以分类也比较复杂，我们只能根据其属性做一个大致的划分。从先天和后天的属性来看，道教神仙可以分为先天神圣与后天仙真两类。先天神圣主要是指道教内的至尊天神，既可以是先天地而生的天尊，也可以是天地初判之后的自然之神，即由“太上无极大道”所化生的神；后天仙真则是指凡人通过修炼而成的神仙群体，属于人间仙圣的范畴，如传说中的黄帝、彭祖、广成子等，以及道教各派的祖师真人如张天师、许真人、葛真人、丘真人等。从道教的宇宙空间划分来看，又可以分为天神、地神与仙圣。道教将宇宙空间分为天上、地下与人间三层，融合传统的“天地人”三才理论。三层空间分别对应天、地、人三才，所以道教神仙又可以分为天界尊神、地祇神明与人间仙圣三类。道教认为上有九天，每一天都有天神统治，属于先天神圣。与“九天”对应，在下又有“九地”，每一地都有土皇统治，属于地祇神明。天地之间是人，信徒通过修炼可以得道成为人间仙真。

清人王建章在《仙术秘库》中称“法有三乘，仙分五等”，道教神仙有着严格的等级品位区分。《太平经》最早阐释了神仙的等级分类理论，而且也出现了最早的神仙等级系统。《太平经》将神仙分为六等，从上到下分别是：一等为神人，二等为真人，三等为仙人，四等为道人，五等为圣人，六等为贤人。显然，这里将儒家的圣贤理论也吸纳进来，将圣人、贤人排在最低位。而且每个等级的神仙有不同的职掌，认为“此皆助天治也。神人主天，真人主地，仙人主风雨，道人主教化吉凶，圣人主治百姓，贤人辅助圣人，理万民录也，给助六合之不足也”。东晋道学家葛洪也阐释了神仙的等级分类，葛洪认为仙药有上中下之分，服食不同的仙药而成为不同品级的仙真。《抱朴子·黄白》曰：“朱砂为金，服之升仙者，上士也；茹芝导引，咽气长生者，中士也；餐食草木，千岁以还者，下士也。”葛洪又将上士称为天仙，中士称为地仙，而下士称为尸解仙，在《抱朴子内篇·论仙》中称：“上士举形升虚，谓之天仙。中士游于名山，谓之地仙。下士先死后蜕，谓之尸解仙。”六朝时期，道学家陶弘景编纂的《洞玄灵宝真灵位业图》（简称《真灵位业图》），对神仙信仰进行了系统的归类排位，其中记录了800余位神仙，并按照世俗的尊卑原则将其排列为七个阶位：天界尊神四个阶位，分别是玉清、上清、太极与太清；地仙之府两个阶位，分别是九宫与地仙；鬼官之城一个阶位，即酆都鬼境。每个等级内部又列有左、中、右三位，居于中位者为主神。陶弘景对神仙的归类排位，使得道教神仙初步具有了等级秩序。

在后来的发展中，道教崇奉的神仙大致形成至尊天神、星辰之神、神仙、祖师真人的等级排列。首先，居于第一等级的至尊天神，是道教信徒崇奉的最高神仙集团，处于神仙世界的最顶端，享有至尊无上的地位，具有无边的法力，整个世界都是由其创生演化而来，一般被称为“天尊”“上帝”与“大帝”等。此类神仙主要包括三清、四御、三元大帝、玄天上帝等。其次，居于第二等级的星辰之神，主要是承袭古代的星辰崇拜而来，包括斗姆、五斗星君、太白金星等神仙。再次，居于第三等级的道教神仙，是凡人经修炼而成，在民间广泛流传，如广为人知的八仙等。最后，居于第四等级的，是道教的创派祖师真人，如张天师、葛天师、许真人、丘真人、张真人等。道教吸纳的民间俗神，如行业神鲁班、财神等则处于道教神谱的最低端。

道教内部宗派众多，神仙信仰系统也相对杂乱无序。南朝道学家陶弘景虽然对其进行了整合、排序，使其初步具有了等级秩序，但并没有从根本上改变杂乱无序的状态。在近两千年的历史发展中，道教受到来自上层统治者与下层民众的双重影响，不利于其神谱的稳定性和秩序性。一方面，为了获得上层的支持，道教不断适应帝王的宗教需求，尤其是来自上层的造神运动，特别影响道教神祇自身的稳定性。另一方面，为了满足下层民众的实用需求，道教又根据民间习俗的变化，不断吸纳民间信仰习俗的内容以吸引信徒。另外，道教由于创立较晚，还受到儒、释二教的排斥与挤压。为了求得生存空间，道教在发展过程中，不断模仿并吸收儒、释二教的宗教义理，以丰富自身的宗教神学思想。正是在这些多重影响下，道教的神仙谱系显得更为混乱，甚至不乏矛盾之处。

道教神谱的历史演进

道教的神仙系统是开放的，处于不断更新的状态，其神谱也经历了一个由少到多、由简到繁、由纷乱到秩序化的历史过程。从总体上来看，道教神仙大致经历了汉魏两晋南北朝的孕育初创及发展期，唐宋元的成熟与完善期，以及明清的世俗化期三个历史演变阶段。

（1）汉魏两晋南北朝：道教神仙的初创及发展

早期道门理论家认为“无极大道”是无形、无名、无状、无象的。《陆先生道门科略》云“大道虚寂，绝乎状貌，至圣体行，寄之言教”，道学家反对民间的“指形名道”观念，所以，道教早期崇奉的神仙很少。但是，由于道教后来又称“一”就是“道”，逐渐向“指形名道”的观念妥协[1]。在早期道教经典《太平经》《老子想尔注》中出现了少量神仙、真人等崇拜对象。

东汉末年，五斗米道与太平道又创造了一批新的神仙，神仙的数量开始增多。太平道崇奉“中黄太一”为最高神，“太一”亦称“太乙”，源于上古时期先民对于天神的崇拜，最早见于卜辞。《史记·封禅书》称“天神贵者太一，太一佐曰五帝”。太平道遭到官军镇压之后，“中黄太一”神在道教神谱中逐渐消失。五斗米道继承了黄老道家的宇宙生成论思想，信奉“太清玄元无上三天无极大道”，把“道”改造成具有人格的至上神——“太上大道君”，简称“大道”。此外，五斗米道信徒还祭拜传统的自然神天地水三官。

东晋开始，随着南方上层士族加入道教，对道教进行上层化改造，崇奉的神仙真人大量增加，神仙道教兴起。托名葛洪的《元始上真众仙记》（又名《枕中书》），通过吸收盘古开天辟地的神话创造了盘古真人、元始天王等。在《上清经》《灵宝经》与《三皇经》等道书中出现了元始天尊、太上大道君、元始天王、太上玉晨大道君、太上

[1] 《老子想尔注》云：“一者道也……一散形为气，聚形为太上老君。”

灵宝天尊、十方飞仙神人等大批神仙真人，被不同的道派与民众崇奉。

北魏道学家寇谦之也改造北方天师道，借用太上老君之名自立“天师之位”，在尊奉老子为教主的同时也创造了大批新的神仙真人，进而弱化了老君的地位。

要言之，南北方道派都从各自的信仰需要出发，创造了大量神仙真人。南方道派以元始天尊为最高神，北方道派一般以太上老君为最高神。各派崇奉的神仙众多，来源不明，称谓混乱。

六朝后期，陶弘景依照世俗社会的“朝班之品序”与“高卑”的原则，对各派神仙的位阶次序进行整合，编纂了第一个道教神仙谱系图，将800多位零散的神仙用七个阶位进行排列，将其整合进一个系统中，形成了一个比较有序的神仙次序，使其各安神位。此时，道教崇奉的最高尊神三清的雏形已经形成，神仙数量也达到上千位。

（2）唐宋元：道教神仙信仰的成熟与完善期

在唐宋元时期，道教神仙谱系进一步完善定型。唐朝李家皇室尊奉老子为远祖，为其加封“玄元皇帝”“圣祖大道玄元皇帝”的圣号，并在各州县修建圣祖庙。因而，道教借助政治势力迅速发展，三清神成为道教各派共同尊奉的最高天神。宋朝时期，道学家又塑造出四御天帝。至此，道教崇奉的最高天神三清与四御的神仙格局形成。同时，道门崇奉的其他等级较低的神仙谱系也开始编订。

唐末五代时期，道学家杜光庭在《道门科范大全集》卷一至卷六中，把“太上无极大道三清神”之后的神仙，依次排列为昊天玉皇上帝、紫薇北极大天帝、北斗九星君、高上玉皇、三十六天帝、东华、南极、西灵、北真、玄中大法师、三天大法师、日月九曜、南辰北斗、三官五帝、九府四司与六十甲子本命星君等，基本上奠定了道教神仙的格局。

北宋皇帝尤其宋真宗与宋徽宗，为了稳定人心，巩固政权，尤其为了缓解北方少数民族政权辽、金带来的压力，崇奉道教，与大臣道士一起演绎“圣祖降临”与“神赐天书”等闹剧。崇道皇帝还大力开展祭神活动，为了醮神的需要，命令大臣与道士一起整理祭神科仪，如宰相王钦若奉旨撰写道书《列宿万灵朝真图》《罗天大醮仪》等，对道门崇奉的神仙进行规范。

经过道学家的历次整理排序，神仙的位阶等级基本定型。虽然不同道派以及醮仪所载的神仙名目并不完全一致，但各道书所载的神仙等次差别不大，从三清四御到诸天帝、日月星辰，北斗、二十八宿星君、五帝、三官四圣、传经法师、雷公电母、五岳、地府、水府诸神以及各种功曹使者、金童玉女、城隍土地，等级体系最终形成。南宋灵宝派道士金允中在总结各道派科仪的基础上，编纂了《上清灵宝大法》，确定了黄箓大斋的醮神名单。学界一般将《上清灵宝大法》视为道教神仙谱系最后编订的标志。

（3）明清时期：神仙信仰的世俗化时期

宋元以降，道教的神仙谱系基本定型，道教也进入鼎盛时期，在中国政治、社会与文化等诸多方面产生了重要影响。

明朝前期，道教在国家政治宗教生活中扮演着重要角色，大量道教祭祀仪式进入官方祭礼中，部分宫观如朝天宫、神乐观、洪恩灵济宫与大德显灵宫等，祭祀仪式也都由道士主持。明朝中后期随着商品经济的发展，道教也开始了民间化、世俗化转向。神仙信仰也日益渗透进民众的日常生活中，对民众的精神生活产生重要影响。因而，民间化与世俗化成为明清时期道教神仙信仰的鲜明特色。这一时期的道教神仙不仅在道教内部有影响，而且对世俗社会也产生了重要影响。

明清之前，道教的神仙形象一般都远离俗世凡尘，不食人间烟火，具有非常浓厚的出世色彩。道士的修行目的也倾向于个人解脱，得道成仙，脱离凡俗世界。但是，明清开始，神仙形象更多为民间异人所替代，神仙的功能也表现出浓郁的入世色彩，修行的目的也从传统的个体成仙转向入世度人的社会追求。此外，神仙的居所也从远离人间的洞天福地转到乡间市井的宫观庙宇。道学家也在宗教的超越性与社会生活的世俗性之间做出平衡与折中，在肯定宗教的超越性的同时，也强调世俗追求。明清流行的神道小说大量记载了道教神仙救济灾害、访贫问苦、惩恶扬善与治病救人的故事。小说中还出现了许多“谪仙”形象。通过谪仙形象，道教将济世救人与个人修行结合起来，将利他与利己的追求结合起来，协调平衡了宗教伦理与世俗伦理的关系。由此可见，明清时期的道教神仙形象走出了缥缈的世界，开始进入到世俗社会。道教神仙的宗教色彩进一步减弱，人性化的色彩更加突出，神仙对于世俗生活的追求也逐步合理化。

道教是中国唯一土生土长的制度性宗教。在近两千年的历史发展中，在思想、伦理、建筑、绘画、音乐、体育、养生、医药等方面对社会影响深远。神仙信仰是道教的重要组成部分，本书主要以道教崇奉的三清、玉皇、三官、玄帝、东岳与关公六位神仙为研究对象，考察这六位神仙信仰的起源以及历史演变过程，进而了解中国民众的信仰世界，以图助益读者理性地理解、认知这几位民间熟知的神祇。

目 录

一 三清

三清天尊，道教全称“虚无自然大罗三清三境三宝天尊”，简称三清。三清神是道教徒信仰的三位至尊天神，是无极大道的人格化身，分别是玉清圣境元始天尊、上清真境灵宝天尊与太清仙境道德天尊。在一座纯正的较大道观中，供奉三清的三清殿是必不可少的，比如北京白云观三清阁、山西永乐宫三清殿、陕西白云山白云观三清殿、四川青城山上清宫三清殿等。

在三清殿的神案上，矗立着三座神像：中间的造像一般左手虚捻，右手虚捧，或者手持混元宝珠，象征宇宙混沌、天地未形、清浊未判、阴阳未分、万物未生的混沌无极，道教中称为“洪元纪”，它是第一尊神元始天尊；左面的造像一般手执太极图，或持如意，象征混沌始判、阴阳初分的太极状态，道教中称为“混元纪”，它是第二尊神灵宝天尊；右面的造像一般手执太极扇，

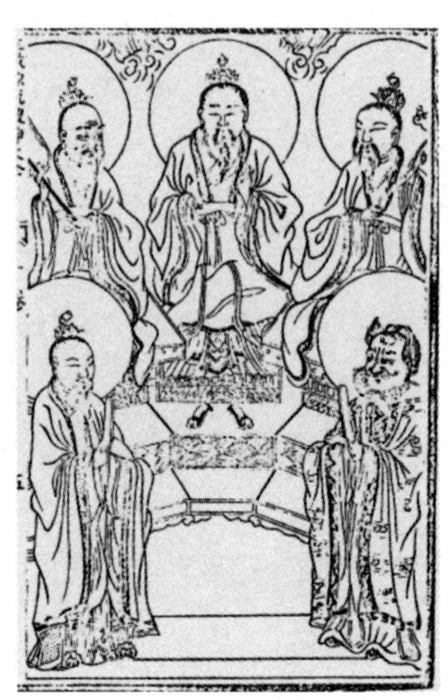

明刻绘图本《三教源流搜神大全》中的三清天尊

象征阴阳始动、万物生长的太初状态，道教中称为“太初纪”，它是第三尊神道德天尊。三位尊神合起来就是道教徒信仰的最高神三清天尊。

三清神虽然是道教尊奉的最高神，但是出现得较晚，是六朝后期南北方道派不断融合的产物。

1 三清的多重内涵

“三清”是道教的一个重要概念，具有多重内涵，与古代的“三一”概念和元气思想有关。在中国古代，“三一”是道家与道教的一个重要哲学概念，代表其位至尊。《道德经》曰：“道生一、一生二、二生三、三生万物。”所以“三一”象征着宇宙的开始，世界的起源，万物的化生。道书中也有“三一为宗”之说，认为“合三以为一，散一以为三，道之要”。“三”源于“一”，由“一”或者“道”派生而来，又同归于“一”。所以，三清的形体虽然为三，实则为一，正所谓“生乎妙一，从乎妙一”。东汉后期的道教经典《太平经·和三气兴帝王法》又进一步发挥了“三”的思想，认为事物都是由阴、阳、和三种成分构成，都是三名一体，所谓：“元气有三名：太阳、太阴、中和；形体有三名：天、地、人；天有三名：日、月、星，北极为中也；地有三名：山、川、平土。人有三名：父、母、子。”

在道教神学概念中，除“三清”之外，与“三”相关的神学术语还有三天、三洞、三宝、三气、三才与三元等概念。

“清”也是道教神学的一个重要概念，一般与“浊”相对。“清”

字本是用来形容水的清澈、洁净、透明。道家特别重视水、崇尚水，多用水来形容美好的品质与德行。老子认为人的品性应该像水一样，泽被天地万物而不相争，这样就合于大道。“上善若水，水善利万物而不争，处众人之所恶，故几于道”。在道书中，“清”字多数用来形容“天”，指称天。《道德经》第三十九章云：“昔之得一者，天得一以清，地得一以宁，神得一以灵，谷得一以盈。万物得一以生，侯王得一以为天下正。其致之也，天无以清，将恐裂，地无以宁，将恐废。”《太平经》亦云“清者著天，浊者著地，中和著人”。东晋葛洪的《抱朴子》也经常将“太”与“清”连用，来指称“天”，谓之“太清”。道教在解释宇宙的起源演化时，吸收了两汉的元气生成论思想，认为自然大道生于无，无极大道生出元气（也称“一气”），元气化生出阴阳二气，阴阳二气再生出清浊和三气，清气上升形成天，浊气下降形成地，和气则生成人。所以，一般而言，“清”是指“天”，合称“清天”。故“三清”是一个集仙境、天界与尊神为一体的复合概念，既指道教尊奉的三位至尊天神，又指三位至上神所居住的三处“无诸染秽”的胜境，同时也指三位尊神管理的三重天界。

三清之一义，指三清境，即三位至尊天神居住的三处仙境，源于道教的仙境信仰。道门理论家认为在人类生活的世界之上还存在一个理想的仙境世界。人间社会充满战争、疾病、瘟疫与饥饿等各种灾难与痛苦，而神仙生活的世界则洁净无瑕，神仙们过着无忧无虑、无拘无束、逍遥自在的生活。世间的凡人通过特定的修炼，或者服食特定的药物等，即可脱离世俗社会，得道成仙，飞升仙境。

仙境观念信仰起源很早。在先秦时期，一些经典中已经出现了一些关于“不死仙乡”的记载，比如《海内北经》中的列姑射山、蓬莱山等。在燕、齐等滨海地域，也流行有海上三神山的传说。秦汉以降，求仙思想盛行，秦始皇、汉武帝等帝王也都热衷于求仙活动，派遣大量方士出海求神仙，以寻求不死之药。《史记·秦始皇本纪》记载，在秦始皇年间，有齐人徐福等上书言："海中有三神山，名曰蓬莱、方丈、瀛洲，仙人居之。请得斋戒，与童男女求之，于是遣徐福发童男女数千人，入海求仙人。"魏晋时期，三神山传说又扩展为五神山。道教创立之后，对于传统的仙境信仰进行吸收、改造，逐渐形成了一套属于道教的仙境体系。葛洪的《抱朴子·内篇》中出现的"弃神州而宅蓬瀛"，以及《元始上真众仙记》中所记载的蓬瀛、玄洲、方丈等仙境，都是早期传说中的海上仙境融入道教后的产物。

缥缈的海上仙岛与遥远的天上仙境是普通人不可及的。于是，道教又创造出在地的仙境世界，以天上的仙境世界作为信徒得道飞升的理想目标。所以，道教仙境信仰主要分为天上的仙境、海上仙境与在地仙境三种形态。道教早期以"治""方"为修道场所，同时"治"也是管理信徒的行政区域，《道门科略》记载："天师立治置职，犹阳官郡县城府，治理民物，奉道者皆编户著籍，各有所属。"后来，"治"逐渐去掉了行政职能而被仙境化，成为别有洞天的神仙府第。道教认为凡名山内部都有空虚洞穴，以供仙人修炼。洞室可以通达上天，居山修道可以成神通天，于是道教将其称为"洞天"。唐朝道学家司马承祯的《天地宫府图》对道教的洞天福地仙境体系进行了系统整理。此后，杜光庭在《洞天福地岳渎名山记》中又进行了梳理，洞天福地的仙境信仰逐渐完善，最终定型。《天地宫府图》和《洞天福地岳渎名山记》对洞天福地仙境体系的描述大致相同，主要分为十大洞天、三十六小洞天和七十二福地。在地的洞天福地仙境与其他仙境有着根本区别，云天之上的仙境与海外仙境都是虚构、想象出来的，而洞天福地则是实有，分布于真实的山水之中，已经成为道教名山。

道教认为天神都在云天之上的仙境居住，而一般的凡人只是在地上的洞天福地中修炼。道教崇奉的三位最高天尊分别居住在“三清圣境”中，即元始天尊居于玉清圣境，灵宝天尊居于上清真境，道德天尊居于太清仙境。北宋张君房《云笈七签》之《三洞并序》云：“三清者，言三清净土无诸染秽，其中宫主，万绪千端，结气凝云，因机化现，不可穷也。”从历史发展来看，玉清、上清与太清之名的出现存在先后顺序，“太清”之名出现最早。西汉时期，《淮南子》中已出现多处“神游太清”的词句。在东汉末年，五斗米道信徒在上章时称“上启太清玄元无上三天无极大道太上老君”，“太清”成为当时道徒的普遍信仰；而“上清境”与“玉清境”信仰则出现在稍晚的六朝时期。在《太上洞玄灵宝无量度人上品妙经》《洞真太上九赤班符五帝内真经》与《洞玄灵宝自然九天生神章经》等六朝道书中出现多处关于上清、玉清的记载，比如“功满德就，飞升上清”“飞行太空，上升玉清”“高上大有玉清宫”“上清玄都玉京七宝紫微宫”等。

三清之二义，指“三清天”，即三位至尊天神管理的三重天界，源自道教的宇宙论思想。在五斗米道时期，就已经有“三天”思想。张道陵之后，天师道信徒将“道”称为“太清玄元无上三天无极大道”，尊张道陵为“三天法师”。后来，道教吸收佛教思想之后，逐步完善了“天界”理论，形成“三十六天”的宇宙论思想。唐朝孟安排《道教义枢》引用《太真科》云：“大罗生玄元始三气，化为三清天也：一曰清微天玉清境，始气所成；二曰禹余天上清境，元气所成；三曰大赤天太清境，玄气所成。”其实早在东晋时期，道教在阐释天界系统的名称时，已经吸收佛教的“三界”思想，称欲界为六天，色界为十八天，无色界为四天，共二十八天。道教在“三界二十八天”之上又加入四梵天（又称四种民天），在四梵天之上就是三清天，最上面则是大罗天。道教认为凡人都生活在三界二十八天之内，善男信女通过修行，可以到达四梵天。进入四梵天后，人们就可以免受风水火三灾的侵害。《云笈七签》卷三《道教本始部》云：“此四天名种民天，即三界之上，灾所不及。四种民天上有三清境。三清之上即是大罗天，元始天尊居其中，施化敷教……天宝君治在玉清境，即清微天也……灵宝君治在上清境，即禹余天也……神宝君治在太清境，即大赤天也。”当然，道教吸收了佛教的“三界”思想后，又赋予了道教内涵和道教化的阐释。在佛教思想中，“三界”依然是世俗世界，但是，道教认为“三界”已经是神仙世界了。

道教在阐释“三十六天”的创生和来源时，虽然借鉴了佛教的部分理论，但更多的是继承了中国古代道家的“元气生成论”思想。其实，道教的“诸天化生说”就是对道家哲学“道生一、一生二、二生三、三生万物”的宇宙生成过程的宗教化阐释。此过程中蕴含的“元气生成论”与“阴阳五行说”等，均是中国本土哲学观念。在这里，代表宇宙元初状态的“道”逐渐变成具有人格特征的“老君”，而“道生万物”的哲学观念也逐渐演变成“老君创造天地”的宗教神话。

《道藏·太平部·三洞珠囊》（卷七）引《老君圣迹》云：“此即玉清境，元始天尊位，在三十五天之上也……此即上清境，太上大道君位，在三十四天之上也……太清境太极宫，即太上老君位，在三十三天之上也。”三清境（三清天）分别居住着三位至尊天神，也被称为三位宫主，即元始天尊、灵宝天尊与太上老君。按照三位天尊的位阶，位于第三尊位的太上老君居于第三十三重天，道教称为大赤天，位于第二尊位的灵宝天尊居于第三十四重天，道教称之为禹余天，位于第一尊位的元始天尊居于第三十五重天，道教称为清微天。而在三十五重天之上又有第三十六重天，道教称为大罗天。大罗天也是元始天尊的治所，管理着整个世界。

三清，三义指三洞教主，又称三宝神君，与道教崇奉的三洞真经有关。六朝时期，南方神仙道教兴起，大量经书出现。道教经典《云笈七签》（卷三）之《道教本始部》云“寻道家经诰，起自三元；从本降迹，成于五德，以三就五，乃成八会，妙气所成……藏于七宝玄台，有道即见，无道即隐”。此处“三元”是指混沌太无元、赤混太无元与冥寂玄通元。道教认为此“三元”分别化生天宝君、灵宝君与神宝君三位尊神，三位尊神各说十二部尊经，形成三十六部真经。道教各派都认为本派所传经书皆是至尊天神所说的“法”，具有至高无上的神圣性。

《三洞经教部》引《业报经》与《应化经》中记载：“天尊曰：吾以道气，化育群方，从劫到劫，因时立化。吾以龙汉元年，号无形天尊，亦名天宝君，化在玉清境，说洞真经十二部，以教天中九圣，大乘之道也……吾以延康元年，号无始天尊，亦名灵宝君，化在上清境，说洞玄经十二部，以教天中九真，中乘之道也……吾以赤明之年，号梵形天尊，亦名神宝君，化在太清境，说洞神经十二部，以教天中九仙，小乘之道也。”

为了维护道教的整体性，道学家将三宝神君与三洞经书相联系，认为三神宝君是传授道教经典的主神，他们在不同时期的传教说法，形成“三洞真经”，所以这三位尊神又被称为三洞教主。南朝刘宋初年，道士陆修静对数量众多的道教经书收集整理分类，用“三洞”总括道教诸派的经书，创建了道教经典的分类方法与编撰体系[1]。道教信徒以三洞教主说的“法”即三洞真经为教义，故道士又自称“三洞弟子”。后来，三宝神君逐渐被三清神所吸收，成为三清之别称。三宝神君说法传教也逐渐转为三清天尊说法传教。

[1] “三洞”是指洞真、洞玄与洞神，“洞”的含义是“通”，“洞真”即是“通真”，道教将托名元始天尊所造作的经书都收入“洞真部”，将托名灵宝天尊造作的经书都收入“洞玄部”，而将托名太上老君造作的经书都收入“洞神部”，合起来尊为“三洞真经”。但是，“三洞”的分类方法并不能够涵盖当时各派的全部道经，于是又创造出“四辅经”，形成“三洞四辅”的经典序列，尊为“三洞尊文，七部经教”。

2　三清神的历史演变

三清虽然是道教信徒崇奉的至尊天神，但是按历史时间顺序，则属于晚出。汉魏时期，在五斗米道与太平道尊奉的神仙中并没有三清神的名目。“三清”之称，始于六朝时期。三清神是由各道派尊奉的三位至尊天神组合而成，是在南北方道派不断交流融合下逐渐塑造而成。

“三清”名目，最早出现于南北朝时期的道教诗文中，是指三清圣境。《南史·顾欢传》记载，南朝道士顾欢有诗曰：“五涂无恒宅，三清有常舍。精气因天行，游魂随物化。”此处的“三清”就是指“三清圣境”。南朝沈约《酬华阳陶先生诗》也有“三清未可觌，一气且空存”一语，其《桐柏山金庭馆碑》亦写道：“此盖栖灵五岳，未暨夫三清者也，若夫上玄奥远，言象斯绝，金简玉字之书，玄霜绛雪之宝，俗士所不能窥，学徒不敢轻慕。”显然，此时的“三清”并非指至上神三清。《真灵位业图》收录了800多位神仙，但是仍未有三清神的名目。信徒把三清当作最高神崇奉始于六朝晚期。隋唐时期，三清的神格逐渐塑造完成，成为道教信徒尊奉的至尊天神。

三清是由各道派崇奉的最高神逐渐发展而来。东汉末年，张道陵创立五斗米道，尊老子为教主，尊太上老君为最高神；张角创立太平道，奉“黄中太一”为最高神。太平道被官方镇压后，“黄中太一”神在道教谱系中逐渐消失。

六朝时期，南方神仙道教兴起，信奉传说中修道成仙的神仙真人。道学家葛洪构造神仙理论，认为老子也有“师君”，造出盘古真人与元始天王等。在《元始上真众仙记》中奉元始天王为最高神：“玄都玉京七宝山，在大罗之上，有上中下三宫，上宫是盘古真人元始天王，太元圣母所治，中宫太上真人，金阙老君所治。下宫九天真皇，三天真王所治。”在《元始上真众仙记》中，至上神是元始天王、太上真人、金阙老君、九天真皇与三天真王等，同时也出现了上、中、下三宫的观念。道书《上清经》《黄庭经》与《灵宝经》中也记载了大批神仙真人：比如《灵宝经》中出现了元始天尊、太上道君等。《上清经》中出现了元始天王、太上大道君、金阙后圣帝君等。上清派以元始天王、太上大道君为最高神，灵宝派则以元始天尊、太上道君等为最高神。虽然，南方神仙道教也都崇奉太上老君，但是此时太上老君已经不是最高神，甚至被视为元始天尊、太上大道君的弟子，比如在道书中出现了“上启元始天尊”“太上老君侍太上大道君之左”等语；北方天师道、楼观道等道派仍尊奉老子为教主，但是也创作出大量神仙弱化老君地位。北魏道士寇谦之改革天师道，吸收儒教之礼，摒弃房中术，也宣扬神仙养生术等内容。《魏书·释老志》记载：寇谦之编撰《云中音诵新科之诫》《录图真经》等道教经典，又称：“二仪之间有三十六天，中有三十六宫，宫有一主。最高者无极至尊，次曰大至真尊。次天覆地载阴阳真尊，次洪正真尊，姓赵名道隐，以殷时得道，牧土之师也。”

南朝后期，南北方道教流派众多，各道派都从自己的需要出发崇奉神仙。此时，道教各类神仙混杂在一起，杂乱无序，互不统属，降低了道教的吸引力。陶弘景整理各派神仙，为众多神仙排定一个次序位阶，将 800 多名神仙用七个阶位排列起来。陶弘景以上清派尊奉的神仙为主，奉元始天尊、太上大道君与金阙帝君为最高神，而道教早期崇奉的最高神太上老君则屈居第四位。此次整合虽然没有最终确定道教的最高神“三清”，但是已经出现了“三清”的影子。当然，在六朝早期，道书中还出现了“三宝君神”的名目，分别是玉清境天宝君、上清境灵宝君与太清境神宝君。后来，三清神逐渐取代了三宝神君成为最高神，三宝神君也成为三清的别称。[1]

三清神中，太上老君出现得最早，其次是元始天尊，最后是灵宝天尊。大致到六朝晚期，在南北方各道派交流融合下，上清派崇奉的太上道君、灵宝派崇奉的元始天尊与天师道崇奉的太上老君三位尊神逐渐融合，形成三清神组合。

隋唐时期，上清派与上层统治者关系密切，上清派崇奉的神仙也逐渐成为主流，陶弘景对神仙的排列等级与称呼也得到了其他道派的认同。后来的历史发展中，金阙帝君的神格也逐渐被太上老君所吸收，称为太极金阙帝君。隋唐之际的道书《太玄真一本际经》称元始天尊、太上道君与太上老君向众仙真说法宣教。在唐朝时期，道教崇奉的神仙排位依然是元始天尊、太上大道玉晨君与太上老君。三清神的具体所指逐渐固定下来，就是指元始天尊、太上道君与道德天尊。

北宋以降，赵宋皇帝尊奉玉皇，将玉皇大帝与官方祭祀的昊天上帝合一。道门理论家为了协调玉皇与三清的关系，从传统的“化身说”

[1] 但是，一直到隋唐时期，三宝神君信仰仍在道教内部流传，并没有完全消失。

发展出“三世天尊”（或曰三代天尊）的理论。道门理论家认为元始天尊是过去时，而现在是太上玉皇天尊，未来则是金阙玉晨天尊。同时又称元始天尊有十号，在不同的时空具有不同的名号，但“体归一道”，都是元始天尊在不同的时空下的化身。《云笈七签》云：“三代天尊者，过去元始天尊，见在太上玉皇天尊，未来金阙玉晨天尊。然太上即是元始天尊弟子。从上皇半劫以来，元始天尊禅位。”总之，隋唐以来，道教崇奉的最高神是三清，宋朝时期，道教又塑造出四御天帝，至此三清四御成为道教各派崇奉的最高神仙集团。

南宋理学家朱熹站在儒学立场贬低道教，认为三清神完全是对佛教“三身说”的模仿：“道家之学，出于老子，其所谓三清盖仿释氏三身而为之尔。”客观来看，道教崇奉的三清神的形成必定受到了佛教“三身说”的影响。但是，通过考察三清神的形成过程，会发现三清神的形成更多地是南北方各个道派历史融合的结果，而不能将其简单视为对佛教“三身说”的模仿。当然，三清神的形成也受到三清圣境、三宝神君与三洞经书的影响。道教神仙谱系在南宋时期最终编定，三清神成为道门崇奉的最高神。南宋道学家金允中探讨了三清、三宝与三洞的关系后，形成定论：“三尊之号在经中只称元始天尊、太上道君、太上老君，其别号则曰天宝君、灵宝君、神宝君，以三境之名而称之，则曰玉清、上清、太清，以三洞之书而名之，则曰洞真、洞玄、洞神。”三清神的形成，表达了道教神谱历史发展的体系化与秩序化的要求，同时也体现了道教从分立、歧义，甚至冲突，逐渐走向统一的历史过程。

3 从盘古真人到元始天尊

元始天尊，又称元始天王、玉清大帝、妙无上帝、天宝君等，全称“玉清圣境虚无自然元始天尊”。“元始”，意指本元、开始，是一个重要的哲学术语。《周易》云“大哉乾元，万物资始”，西汉董仲舒《春秋繁露》也称“元者，为万物之本”，因此，“元始”一词具有宇宙起源、万物化生等含义。后来，道教信徒用“元始”来称谓创世纪的最高天神。道书《登真隐诀》云：“玉清元始天尊也，本玄一之气，凝结至高曰天，上有主宰谓之帝，道居帝之先，故为元始。”《历代神仙通鉴》对“元始天尊”含义有详细阐释，认为元气化生天地，天地之上有人格神，而“道”在天帝之先，是先天之气，万物之本，所以称为“元始”，“元者，本也；始者，初也，先天之气也。此气化为开辟世界之人，即为盘古，化为主持天界之祖，即为元始”。

“天尊”一词本为佛教用语，汉译佛经一般称佛祖为天尊。道教也用该词称呼最尊贵的神仙。在道教神谱中，能够称得上“天尊”的神仙不多。《太玄真一本际经》对“天尊”进行解释：“无宗无上，而独能为万物之始，故名元始。运道一切为极尊，而常处二清，出诸天上，故称天尊。”道士杜光庭在《三界混元图》中对“天尊”进行了详细阐释：

> 天尊者，极道之宗元，挺生自然，消则为气，息则为形，不无不有，非色非空，不终不始，永存绵绵。居上境为万天之元，居中境为万化之根，居下境为万化之尊，无名可宗，强名曰天尊，盖世人尊之如天，仰之则弥高，攀之则无阶，杳杳冥冥，不可以理究，不可以言筌，不可以阶升，不可以寿纪，生万物而不为主宰，御万化而不为言，至尊，至极，故曰天尊也。

由此，“天尊”名号成为道教信徒对最高神仙的尊称。

元始天尊虽然居于三清神的第一尊位，但是出现的时间却晚于太上老君。在《太平经》《老子想尔注》与《周易参同契》等道书中，都没有关于元始天尊的记载。六朝时期，元始天尊才被南方的道派尊为第一尊神。元始天尊的原型当来自南方少数民族地区流传的盘古开天辟地的神话传说。《元始上真众仙记》吸收了盘古神话，同时又融合了汉代宇宙生成论的“混沌说”，将元始天尊与盘古神话联系起来，认为在天地未形、日月未具的混沌时期，盘古真人已在其中，自号“元始天王”，二仪划分之后，盘古真人与太元圣母生下“天皇”，又有扶桑大帝东王公与太真西王母生下地皇与人皇，三皇传下天文，成为道教经典。道学家将至尊之神与盘古开天辟地的神话联系起来，塑造出元始天尊。[1]

[1] 两汉时期，盘古开天辟地的神话已经开始流传，相关文字记载见于三国时吴国人徐整所著的《三五历纪》一书（已佚），《太平御览》（卷二）中可见该书一段文字：“天地混沌如鸡子，盘古生其中。一日九变，神于天，圣于地。天日高一丈，地日厚一丈，盘古日长一丈。如此万八千岁，天数极高，地数极深，盘古极长。后乃有三皇。”

西晋末年，道书《度人经》已经将元始天尊奉为至上天神。东晋时期，“元始天王”与“元始天尊”在道书中经常交互出现。东晋中期出现的道书大多托名为元始天王传授，而东晋后期道书则大多是托名为元始天尊所授。比如由葛巢甫传出的灵宝系经书大都托名为元始天尊，当然，此时也有部分经书是托名元始天王传授；南朝时期，上清派的经书大多假托元始天尊传授，此时元始天尊与元始天王逐渐分化为两个神格，元始天尊的地位越来越突出，而元始天王则在道书中逐渐淡出。陶弘景在给诸位神仙排位时，以上清派崇奉的神仙为主，故将元始天尊排在第一等级的中位，至此，元始天尊作为道教尊奉的最高神的地位确立下来，位阶高于太上老君。但是在《真灵位业图》中，也有元始天王的神仙名目，但是神格较低，仅仅位列第四阶位之左位的第四位。由此可知，此时元始天尊与元始天王还是两位尊神。

隋唐时期，茅山上清派得到官方支持，其崇奉的神仙系统也逐渐成为主流。此时，元始天尊与盘古开天辟地的神话传说彻底分割，而成为无极大道的化身。在后来的历史演变中，“元始天王”神格慢慢淡出，并最终被吸收合并至“元始天尊”神格中。虽然，在道书中仍有“元始天王”与“元始天尊”之分，但实为一体，正如宋代道士宁全真所称“元始天尊者，故称云元始天王者是也”。

东晋开始，元始天尊的神格位阶逐渐位列太上老君之上，后来甚至取代太上老君，成为道教第一尊神。比如在《魏书·释老志》中记载：“道家之原，出于老子。其自言也，先天地生，以资万类。上处玉京，为神王之宗；下在紫微，为飞仙之主。”此时，道教依然以太上老君为第一尊神。但是在《隋书·经籍志》中则记载：“道经者云有元始天尊，生于太元之先，禀自然之气，冲虚凝远，莫知其极……以为天尊之体，常存不灭。”由此可见，在六朝后期，道教信徒普遍认为元始天尊为最高神。

六朝以来，道教逐渐放弃太上老君与盘古真人，尊奉元始天尊为最高神，这有着深刻的原因。道教创立时，为了提高自身的地位，张道陵攀附历史名人，把老子拉进教门，奉为教祖，尊为最高神，成为“无极大道”的化身。后来，为了彰显“创世纪”之意，道学家又附会民间流行的盘古开天辟地的神话传说，用盘古真人来指称最高神。但是，二者皆有内在缺陷。老子是真实的历史人物，神化起来不方便，而且抽象度也不高，也容易受到其他学派的攻击。盘古真人则是来自民间的神话传说，与民间信仰联系密切，民间色彩浓厚，对道教的抽象神学理论的建构不利。于是，道门理论家逐渐放弃二者，而是用传统哲学的抽象概念“元始”和佛教的“天尊”称谓来指称最高神，使其理论性、抽象性与至尊性达到了极致。所以，元始天尊的称谓既表达了宇宙起源与创世纪的神学含义，又表达了至尊至极之意。

元始天尊是道教信徒尊奉的至极至尊之神，居住在三十五重天之清微天（又称为玉清圣境）。在三十五重天之上的三十六重天之大罗天也是元始天尊的道场居所。道教徒也极尽想象，称大罗天内有紫云之阁，七宝玄台，黄金铺地，大理石台阶，珠玉珍宝遍地，元始天尊居于大罗天玉京中央，众神仙按时朝拜元始天尊。道教称宇宙多次沦坏，然后又重新开始形成，周而复始。然而天尊之体长存不灭，在每次天地初开时，天尊都会下降人间，传授秘道，开劫度人。元始天尊是道教崇奉的“道”的人格化，所以，托名元始天尊所说的经书开头多为“道言”。冬至日为元始天尊的圣诞日，此日阳升阴降、昼短夜长。此日是至阴之日，象征万物的始发、生命的化生。道教斋醮仪式上悬挂的三清圣像或者牌位，也都以元始天尊为最高神，将其居于中位。

4　从太上道君到灵宝天尊

灵宝天尊，又称太上道君、上清大帝、妙有上帝、灵宝君等，全称“上清真境元气所成灵宝天尊”。灵宝天尊居于三清神中的第二尊位，神格位阶仅次于元始天尊。灵宝天尊虽然是道教尊奉的正统尊神，但是身世来历比较模糊，道书对其记载也相对较少。灵宝天尊是六朝时期南方灵宝派崇奉的重要神仙，由《灵宝经》而得名，灵宝派将其称为太上道君。“灵宝”一词，最初是信徒用来形容神灵之宝贵的，后来逐渐衍生出三层含义：一义是指精气。陈观吾《度人经注解序》云：“气谓之灵，精谓之宝。寂然不动，感而遂通曰灵，上无复祖，唯道为身曰宝。”故曰灵宝者，精气也。二义是指人格化的神。上清派尊称为“太上玉晨大道君”，灵宝派则称为太上大道君。三义是指一种神仙书写的文诰。《太上洞玄灵宝五符序》（卷上）云：“此天官之灵蕴，大圣之所撰，上叙太和阴阳之气，下论道化养生之会。惟仙人能用其文……”

东晋以前，灵宝神的神格位阶在道教神谱中较低，仅仅是一位用来驱逐疠疫的小神。东汉时期马融《广成颂》称：“历云汉，横天潢导鬼区，经神场，诏灵宝，名方相，驱疠疫，走蜮祥。”此时的灵宝神是与“方相”一样的驱疫小神，道学家也没有对其进行太多的神学建构。六朝时期，南方神仙道教逐渐创造出一位至尊天神“太上道君”，或称“太上大道君”。宋朝以来，道教信徒又将其尊称为“灵宝天尊”。

考察历史资料发现，在早期天师道的经典中，已有“太上大道”的名目，但在此时是太上老君的别称，并不是一位独立的人格神。太上道君作为一位独立的神，最早出现在东晋中期《上清经》中，是早期的上清派崇奉的重要神仙，称之为“上清高圣太上大道君”。东晋末年，葛巢甫以《古灵宝经》为基础，造出大批灵宝系经书，制定灵宝仪轨，《灵宝经》对各派经典教义进行整合，重新塑造了太上大道君的神格，使其成为灵宝派崇奉的重要神仙。比如在敦煌文书《太上洞玄灵宝真人度人本行妙经》中，太上大道君是仅次于元始天尊的尊神，又称为太上道君、无极大道太上道君、上圣太上道君等。《古灵宝经》主要内容是太上道君宣讲灵宝法，推行灵宝教化。《古灵宝经》将三个不同道派的至尊神仙排列在一起，如《洞玄灵宝长夜之府九幽玉明真科》称，道士在做道场时“上启”的神仙为虚无自然元始天尊、无极大道太上道君、太上老君、高上玉皇等。此后，太上道君逐渐成为与元始天尊、太上老君一样的至尊天神。陶弘景《真灵位业图》中，“上清高圣太上玉晨元皇大道君”位列第二神阶的中位，成为仅次于元始天尊的至尊天神。

隋唐时期，道教尊奉的至尊天神一直是元始天尊、太上道君与太上老君三位神仙的“组合”。宋代开始，太上道君被称为灵宝天尊或者灵宝君。

道学家称灵宝天尊也是由“道气”所化，是“道”的化身，象征宇宙的第二纪，即阴阳初分、混沌始判、不有而有、不无而无、介于

“有”与“无”之间的“混元纪”。道教信徒称灵宝天尊是元始天尊的座下弟子，主要负责传授元始天尊的道法，灵宝天尊的“太上”之号也为元始天尊所赐。《大洞真经》云：“上清高圣太上大道君者，盖玉晨之精气，庆云之紫烟，玉晖曜焕，金映流真。结化含秀，包凝玄神。寄胎母氏，育形为人……母妊三千七百年，乃诞于西那天郁察山浮罗岳丹玄之阿……受录紫皇，位司高仙，振风朱素，朝会万神……受书玉虚，眺景上清，位为高圣太上玉晨大道君……”道书《洞渊集》也云：“玉晨道君者，乃大道之化身也。言其有不可以随迎，谓其无复存乎恍惚，所以不有而有，不无而无，视之无象，听之无声，于妙有妙无之间大道存焉。道君即审道之本，洞道之元，为道之气，即师事元始天尊，称受道弟子焉。犹是老君禀而师之矣！居上清真境禹余天中，降金科宝箓，三洞仙经，付经师郁罗翘真人，传教于万国焉。”综合来看，灵宝天尊的神格低于元始天尊，称为元始天尊的座下弟子，是元始天尊教法的主要接受者与推行者。

在道观三清殿的神案上，灵宝天尊经常被供奉于元始天尊的左边，手持太极图或如意，意指传承元始天尊之教法。道教称灵宝天尊居住在玄都七宝紫薇宫，是由赤混太无元之玄黄气化成，第三十四重天之禹余天是灵宝天尊管理的天界，此重天界又名上清真境，境内有“九真”。道教认为夏至日是至阳之日，此日开始阴生阳消，昼长夜短，是至阳的象征，遂将夏至日定为灵宝天尊的圣诞日。在这一日，道观都会举办道场，祈福修斋超度亡魂。

5　从历史哲人到道德天尊

道德天尊，又名混元老君、太上老君、降生大帝、梵形天尊、神宝君等，全称“太清仙境玄气所成道德天尊”，简称老君。道德天尊是道教徒尊奉的第三位天神，居于三清神中的第三尊位，神格位阶仅次于元始天尊与灵宝天尊。道德天尊是由一位真实的历史哲人老子神化而来。

老子是春秋末期的一位著名思想家，道家学派的创始人。关于老子的生平与学说，学术界一直存有争议。在西汉时期，关于老子的身世就已经非常模糊，司马迁在《史记》中记载了三种说法[1]。人们一般认为，老子生活在春秋末年，在时间上略早于孔子，孔子曾经向其请教古礼。《史记》记载老子在世时曾担任周朝“守藏史”，他看到周王朝日益衰落，于是离开周朝，归隐而去。传说老子西去流沙，以

[1] 司马迁在《史记》中记载三位老子，分别是老聃、老莱子与太史儋。由此可见，在司马迁时代，关于老子的故事就十分模糊。

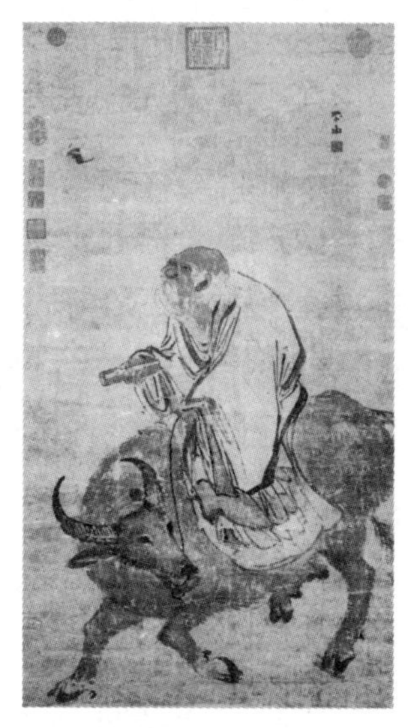
老子出关图，（清）任颐绘

化异俗，到达函谷关时，应关令尹喜请求，写下《道德经》五千言一书。[1]西汉开始，皇帝开始推崇老子，不断为其加封圣号，使老子逐渐被神化。

战国时期，《老子》（即《道德经》）一书属于个人著作范畴，并不具有特殊的权威性与神圣性。西汉初年统治者奉行黄老之术，汉景帝把《老子》通称为“经”。汉代的一些黄老信徒已经把老子看作“道”的化身。东汉明帝、章帝之际，益州太守王阜作《老子圣母碑》称“老子者，道也。乃生于无形之先，起于太初之前，行于太素之元，浮游六虚，出入幽冥，观混合之未别，窥浊清之未分”。东汉开始，皇帝也开始崇奉老子，在老子故里苦县（今河南鹿邑县东）建立祠庙，

[1] 《史记》记载：“老子者，楚苦县厉乡曲仁里人也。姓李氏，名耳，字聃，周守藏室之史也……老子修道德，其学以自隐无名为务，居周久之，见周之衰，乃遂去。至关，关令尹喜曰：‘子将隐矣，强为我著书。’于是老子乃著书上下篇，言道德之意五千余言而去，莫知其所终。”

以奉祀老子。据史志记载，东汉延熹八年（165），汉桓帝刘志派中常侍管霸前往老子故里祭祀，开启了帝王祭祀老子的先河。延熹九年（166），汉桓帝又用祭天礼仪祭祀老子。

隋唐时期，老子进一步被神化。李唐王室为了提高自身地位，攀附老子，宣称自己是老子的后裔，并将道教定为国教，使其居于儒、释二教之上。武德七年（624）十月，唐高祖李渊在楼观台拜谒老子。唐太宗李世民正式认老子为皇宗，称“老子李耳，朕之本系”。乾封元年（666）二月，唐高宗李治前往亳州祭祀老子，加封老子为“太上玄元皇帝”。天宝十三年（754），唐玄宗李隆基为老子加封尊号“大圣祖高上大道金阙玄元天皇大帝”，并且下令天下州郡建立玄元皇帝庙，供奉老子。武则天时期，道教徒还编造老君降世显灵、护佑李唐王朝的神话，传说老君显灵降世，传下秘言，称“武后不可革命”，不能立异姓为太子。唐高宗时期，道教宗师尹文操收集前代流传的关于老子的神话故事，作《玄元皇帝圣纪》。道教借助官方的力量获得了空前的发展。

宋朝时期，老子依然被官方青睐，宋真宗加封老子为“太上老君混元上德皇帝”。

在道教系统内部，老子地位的变迁如下。东汉末年，张道陵创立五斗米道时，为了吸引更多信徒，把已经被神化的哲人老子抬了出来，拉入道门，尊为教祖，尊奉《道德经》为《道德真经》，编造的道书都宣称为老君亲授。六朝神仙道教兴起后，南方神仙道教不再尊奉老子为最高神。《真灵位业图》将“元始天尊”奉为最高神，而正一天师道崇奉的太上老君则屈居第四位，太上老君逐渐被元始天尊所取代，信徒也普遍认为元始天尊才是最高神。六朝时期，道教流派众多，道教神谱没有得到统一，各道派供奉自己的神仙。经过各派的交流、融合，以及对各道派崇奉的神仙整合，逐渐将元始天尊、灵宝天尊与道德天尊整合在一起，成为道教的最高神。在整合的过程中，老子逐渐屈居第三位。唐朝时期，虽然三清神塑造完成，老子的神格降低，但是由于老君与统治者的特殊关系，依然有独立的老君殿与老君像，老子依然有重要地位。

道教称太上老君是由玄白道气所化生，居住在第三十三重天之大赤天。大赤天又称太清仙境。道教将太上老君的诞辰定在旧历二月十五，认为太上老君在该日会随方设教，历劫度人。

道教选择老子作为教祖有其深刻的内在原因。一是道教神学理论的需要。道教是从原始的民间巫术信仰发展而来，具有浓厚的民间巫术色彩，被视为巫术一类的存在，比如五斗米道时期，人们曾将其信徒称为“米巫”。但是，道教作为制度化宗教，又需要有深刻的形上宇宙论基础，需要对宇宙世界社会人生做一个根本阐释，否则只能作为民间巫术而存在。老子《道德经》一书恰好满足了道教的神学理论

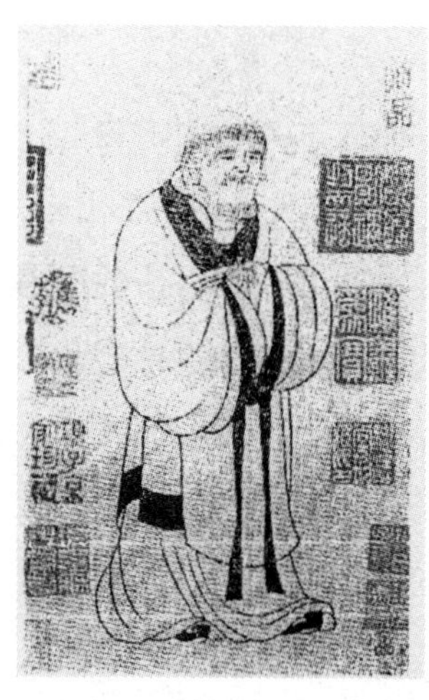

老子像，（元）赵孟頫绘

诉求。《道德经》蕴含的抽象的宇宙生成论，构成了道教的根本信仰基础。道教的根本信仰为“道”，认为“道”是超越万物的存在者，是万物的化生者，同时“道”又内在于万物之中，构成了宇宙万物存在的根据。所以，道教创立时就选择老子为教祖，尊奉《道德经》为《道德真经》。二是与当时官方帝王的崇奉有关。前面已经谈到，在两汉时期，老子逐渐被神化，被视为神而受到祭祀。所以，从春秋到两汉的几百年时间里，老子逐渐被人们神化、仙化与异人化，所以，道教创立时，自然会直接承袭前人的说法，将老子视为教祖。

另外，道教选择老子为其教祖，也与其模糊的身世与充满传奇色彩的人生经历有关。《史记》记载，老子晚年辞官以后，西出函谷关，最后不知所终。正是其“不知所终”的结局，为后来神化演绎老子的故事留下了巨大的想象空间。孔子也曾经问礼于老子，向其请教古礼，而且也把老子比喻为龙。[1]既然孔子曾问礼于老子，那么老子也就比孔子高明。而且孔子对老子的评价如此之高，那么道教尊奉老子为教祖，其隐含的意思就是道教在儒教之上了。

[1] 《史记》曰：“孔子去，谓弟子曰：‘鸟，吾知其能飞；鱼，吾知其能游；兽，吾知其能走。走者可以为罔，游者可以为纶，飞者可以为矰，至于龙，吾不能知其乘风云而上天。吾今日见老子，其犹龙邪！’”

二 四御之首：玉皇大帝

玉皇大帝，又称玉皇上帝、玉皇大天帝、玉皇大天尊等，道教全称“昊天金阙无上至尊自然妙有弥罗至真玉皇上帝”，简称玉皇或玉帝，民间社会又俗称为天公、上天、老天爷等。

在道教神谱中，玉皇大帝位列四御之首，神格位阶很高。御者，帝也，四御就是辅佐三清神的四位天帝，主要职掌天道，协助三清管理世界。三清四御七位神仙是道教崇奉的最高神仙集团，合称“七宝”。

玉皇大帝虽然是至尊天神，但是其神格位阶在三清之下。道士在举行醮神仪式时，会把三清神像悬挂在正中央，而奏请诸神时，也需要先奏请三清，然后才奏请玉皇。但是在民间信众的观念中，玉皇大帝被视为万神之主、诸天之帝，是天界的最高尊神。清人蒲松龄在《聊斋志异》中称“天上有玉皇，地上有皇帝”，显然，民间是将天界的玉皇与世俗的皇帝做类比。

1 玉皇大帝信仰起源

玉皇大帝虽然是道教崇奉的元尊天神，但是，从历史时间的角度看属于晚出。魏晋南北朝时期，道教各派崇奉的神仙中还没有玉皇大帝的名目，道教徒也没有关于玉皇的信仰，而在神仙系统中更没有“四御”神仙的组合。

隋唐时期，玉皇信仰在文人群体中开始流行，“拜玉皇”“谒玉皇”等词语大量见于唐诗中。但是，此时的“玉皇”一般被视为元始天尊的别号，并不是一位独立的天神。

北宋以降，在帝王的崇祀加封下，玉皇大帝逐渐被塑造出来，成为至高天神之一。与此同时，道教也开始创作神化玉皇的文本，塑造玉皇大帝，称玉皇上掌三十六天、三千世界，下辖七十二地、四大部洲，掌管一切仙佛神人。

虽然玉皇大帝作为独立的天神形成较晚，但是其原型则出现得较早，可以追溯到上古时期的“天帝”观念。所以，玉皇大帝信仰与人们对“天帝”和“玉”的崇拜有关。玉是一种特殊的石头，象征洁净、不朽。而“皇”则表示“大”“尊贵”之义，《说文解字》云：“皇，

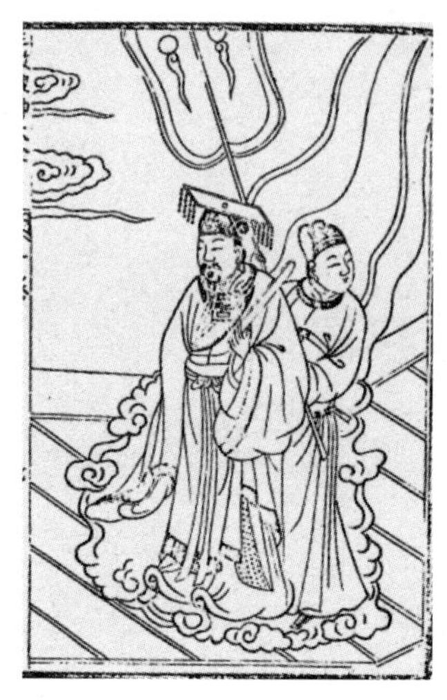

明刻绘图本《三教源流搜神大全》中的玉皇大帝

大也。从自，自始也。”“皇”字除了有“大”“始”的含义之外，还具有“天”的含义。古人一般将“皇”与“天”连用，称为“皇天”。道教将“玉”与“皇”连用来称呼执掌天道、总督天界的至高天神，正是为了彰显其至尊至高之意。

殷商时期，“帝”或曰“上帝”已经被先民视为超自然的最高存在，是民众崇奉的至上天神。甲骨文中多次记载先民向上帝祈祷的宗教行为，祈求福佑君王、风调雨顺、五谷丰登，如“贞帝弗其福王”“翌癸卯，帝其令风。翌癸卯，帝不令风”“帝令雨足年”“帝令雨弗其足年”等；西周时期，“皇天”“昊天”等至尊天神的概念已经产生，《诗经》《尚书》与《左传》等典籍中大量出现“皇天”“昊天”与天帝等尊称。周人多称“天”为创造宇宙万物的至上神，“天”与“帝”也逐渐开始混称，称为“天帝”。周天子宣扬“天命”观念，塑造出天帝形象，将自己的政治统治神圣化，强调敬天保民，以德配天。周天子认为“皇天无情，惟德是辅”，称周替代殷商是上承天命，并把自己称为天子，代表上天管理子民。《尚书·泰誓》记载有“皇天震怒，命我文考，肃将天威”，“今予发，惟恭行天之罚”。这一时期，天帝信仰也进入国家祀典中。在一些重大的场合如天子登基时，要举行祭祀上帝的典礼，彰显“上承天命”“受命于天”等意。《尚书·牧誓》记载，周武王在宣誓讨伐商纣王时，认为讨伐纣王是在执行天帝之意，具有充分的合理性、正义性。

秦汉时期，官方儒学宣扬君权神授、天人感应思想，天帝观念逐渐深入人心。皇帝举行封禅典礼、祭祀皇天上帝也成为政治生活中的大事，如秦始皇祭祀白青黄赤四帝，汉文帝祈郊于上帝诸神，汉武帝祭祀太一神等。而在西汉刘向所著的《五经通义》中称“天神之大者曰昊天上帝”，此时，昊天上帝成为至尊天神纳入官方祀典中，逐渐成为官方祭祀的最高神。

隋唐时期，帝王普遍祭祀昊天上帝。唐朝乾封元年（666）春，唐高宗祀昊天上帝于泰山南。唐玄宗命人编撰《初学记》，称“天神之大者曰昊天上帝”，亦曰“天皇大帝”。《开宝通礼》解释“昊天”称：“元气广大，则称昊天。据远视之茫然，则称苍天。人之所尊，莫过于帝，托之于天，故称上帝。”又称：“此则天以苍昊为体，不入星辰之列。”《开元礼》中祭祀的神仙的排列，昊天上帝是主神，其下为五方帝、日月、北辰、太一以及众星星座。由此可见，在官方祭祀典礼中，昊天上帝不是一般的星辰神，而被崇奉为至尊上帝。官方对祭祀昊天上帝的典礼也有严格规定，祭祀时只能摆放一个牌位，不设画像，象征“大象无形”之意。祭祀昊天上帝的仪式为皇帝所垄断，是最高权力的象征，其他群体不得染指。

宋代以降，统治者在承袭天帝信仰的基础上，逐渐塑造出玉皇大帝。宋徽宗时期，在官方的祭祀仪式中，玉皇大帝与昊天上帝的神格合二为一，成为官方上帝。但是，二者合一的时间并未持续多久。宋徽宗之后的皇帝依然祭祀儒家的昊天上帝，而玉皇大帝则逐渐摆脱官方和政治色彩，成为民间信徒崇奉的最高天神。

信徒将至尊天神称为玉皇，同人们对玉的喜爱和崇拜有关。玉石是一种特殊的石头，《说文解字》云：“玉，石之美。有五德：润泽以温，仁之方也；䚡理自外，可以知中，义之方也；其声舒扬，专以远闻，智之方也；不桡而折，勇之方也；锐廉而不技，絜之方也。”古诗词中也经常将美玉比作君子美人，以形容一个人的品格完美。我国先民治玉的传统起源很早，考古发现，在距今约八千年前的西辽河地区就已经出现了切磋治玉传统。在古代，玉石还是一种重要的祭品，只有在一些特别隆重的祭祀典礼中才会使用。

道教对玉也情有独钟。早在西汉时期，社会上就已经开始流传食玉可以长生的说法。魏晋以来，道教吸收传统崇玉的习俗，以玉为贵，道教认为玉可以通灵，所以，“玉皇”一词，蕴含着终身不变、永远不老、至尊至贵之意。道门理论家也经常用“玉”尊称道教的仙境、经典与法器等，比如玉清、玉宇、玉京、玉堂、玉书、玉箓、玉简、玉册、玉诀、玉女与玉郎等。道教名山三清山的三座主峰分别以玉京、玉虚与玉华命名，象征至尊的三清天尊。道教信徒将泰山的顶峰称为玉皇顶，元始天尊居住的仙境称为玉清境，神仙居住的宫殿称为琼楼玉宇，神仙饮用的饮品称为琼浆玉液，神仙世界里的动植物称为玉兔、玉蟾、玉树与玉芝等，道士使用的容器也称为玉壶等。因此，玉皇大帝信仰是将先民的天帝观念与对玉的崇拜相融合而逐渐形成的。

2　唐宋玉皇信仰的流行

玉皇大帝是三界之尊神，民间信仰中的最高天神，但是出现的时间较晚。六朝道书中虽然载有玉皇的名目，但是其神格位阶很低，并没有成为普遍信仰对象。虽然在六朝道教的文献中也出现了许多冠有玉皇或玉帝之名的神仙，如高上玉皇、高上元始玉皇、高皇玉帝、九玄玉帝、至道玉帝、太真玉帝与玉皇帝君等，但是它们都是元始天尊的下属神仙，这多是为了形容此神的尊贵。官方祭祀的最高神则是昊天上帝。

唐朝时期，玉皇信仰逐渐兴起，民间社会虽然已有拜玉皇的宗教礼俗，但是，此时玉皇信仰还不普遍，影响力还较小，仅限于文人群体中。而且，信徒对于玉皇的理解也并不相同，一般把玉皇视为元始天尊的别号，并不是将其看作一位独立的天神。

唐朝皇室崇奉道教，将其奉为国教。社会上也逐渐形成崇道的风气，求仙访道、炼丹成为失落文人士大夫的精神追求。所以，唐朝诗人与道教的关系十分密切，在其创作的诗词中出现了大量拜玉皇的描述，玉皇也成了文人骚客广泛吟诵的对象。道教中的很多概念、意象也成为诗人创作灵感的源泉，一些失意文人也将精力投注于修仙炼丹中，如李白等还曾加入道教，成为受箓道士。李白的诗也充满了道教色彩，被称之为“诗仙”。在王维、韦应物、白居易、韩愈、孟郊、元稹、刘禹锡等诗人的诗词中，也都曾表达过对玉皇的崇敬与渴慕。据当代学者考证，“玉皇”一词在《全唐诗》中出现了70余次之多，“玉帝”一词也出现了10余次，如朝玉帝、奏玉皇、侍玉皇、玉皇客、手把玉皇诀、焚香玉帝宫、仰谒玉皇帝、玉皇香案吏等，无不表达了诗人对玉皇的崇敬与渴慕之情。中唐山水田园派诗人韦应物在《学仙二首》中云：“昔有道士求神仙，灵真下试心确然。千钧巨石一发悬，卧之石下十三年。存道忘身一试过，名奏玉皇乃升天。”白居易在《梦仙》一诗中同样描绘了拜玉皇的场景，称“须臾群仙来，相引朝玉京。安期羡门辈，列侍如公卿。仰谒玉皇帝，稽首前致诚。帝言汝仙才，努力勿自轻”。晚唐诗人曹唐曾是道士，后来也以游仙诗而著称于世，“玉皇”在其诗集《小游仙诗九十八首》中共出现10次之多，如“玉皇欲著红龙衮”“玉皇教妾主扶桑”“玉皇赐妾紫衣裳”“拜请飞琼报玉皇”“五帝望空拜玉皇”“玉皇朝客满花前”等。

唐朝时期，玉皇信仰主要流行于上层文人社会中。文人群体普遍认为玉皇是天界最高的神，凡人要想得道成仙，都需向玉皇朝拜。诗人将天上的玉皇与人间的皇帝进行类比，也是现实中的皇帝观念在人们的宗教意识中的反映。唐朝诗人笔下的玉皇更多地是指道教尊奉的最高神元始天尊。为了表达至诚之心，信徒尊称玉清元始天尊为“皇”或“帝”，“虚皇”、玉皇或玉帝也就成为了元始天尊的别号或尊称。所以，唐朝时的玉皇信仰与宋朝时官方祭祀的玉皇大帝以及后来民间信仰中的玉皇的内涵是不同的。

宋朝开始，在官方与道门的共同宣扬推动下，玉皇信仰广泛流行，逐渐成为至尊天神。尤其是宋朝统治者将玉皇纳入官方祀典中，极大地推动了玉皇信仰的流行。宋朝皇帝对玉皇表现出极大的兴趣，通过神化玉皇来论证自身统治的合法性。后周显德七年（960 年），赵匡胤发动陈桥兵变，黄袍加身，取代后周建立宋朝。赵匡胤称帝后，称赵氏祖先是玉皇大帝派来的天神，奉玉皇之命来治理下方百姓，以示宋朝受命于天的合法性。

在塑造玉皇的过程中，宋太宗、宋真宗与宋徽宗三位皇帝均扮演了非常重要的角色。

北宋开宝九年（976）十月，宋太祖赵匡胤暴病而亡，其弟晋王赵光义继位。朝野流传着关于赵匡胤死因的不同说法，太宗继位的合法性受到质疑。为了重构权力基础，树立权威，宋太宗与道士一起编造了“黑煞将军降临”的神话，为自己的继位寻找神学依据。《续资治通鉴长篇》（卷十七）记载，传说有一天黑煞将军降临终南山道士张守真的家中，自言“我天之尊神，号黑煞将军，玉皇之辅也”，称“所言诩圣者，诩于何圣？玉帝辅臣所辅诩者，上帝也”，又称“上帝在无上三天为诸天之尊，万象群仙无不臣者”。随后，道士张守真被请入宫中，黑煞将军再次降临，称“晋王有仁心”。宋太宗在位期间，称曾多次梦到黑煞将军代玉皇传话，称自己继位是承上天玉皇的旨意，是合理合法的。然后，宋太宗在终南山修建上清太平宫，奉祀玉皇大帝和黑煞将军。太平兴国六年（981），宋太宗又加封黑煞将军为“诩圣将军”。此时，宋太宗宣扬的上帝，已经不再是六朝以来道教所尊奉的元始天尊，也不是官方祭祀的昊天上帝，而是逐渐塑造出来的具有独立神格的玉皇大帝。当然，在宋太宗时期，终南山上清太平宫是一座普通的道观而已，奉祀玉皇也只是皇帝的个人行为，在官方祭祀典礼中并没有玉皇的地位。

宋真宗赵恒继位后，北方少数民族越来越强大，朝廷面临的压力进一步加剧。宋真宗崇奉道教，建造宫观，遍祀群神，希冀获得天神的护佑。景德元年（1004），北宋与辽订立和约，史称“澶渊之盟”，群臣议论纷纷，人心浮动。宋真宗为了掩饰澶渊之耻，在宰相王钦若等人的协助下，装神弄鬼，伪造符命，降赐“天书”，称自己多次梦见玉皇大帝，又命令王钦若编纂《诩圣保德真君传》，并亲自作序，将“诩圣保德真君显降”的神话经典化、权威化。大中祥符元年（1008），宋真宗对大臣说，自己在夜里梦到神人，将有“天书”下降，命下属在黄帛上书写“赵受命，兴于宋，付于恒，居其器，守于正，世七百，九九定”，悬挂于城门上。接到“天书”后，宋真宗又专门修建昭应宫以安奉之。二年（1009）闰二月，宋真宗召宰臣于宣圣殿拜谒玉皇像。四月，宋真宗下诏曰“自今公私文字，有言及玉皇者，并须平阙”。五年（1012）十月，宋真宗又对辅臣称自己梦到神人传达玉皇的命令，《长编》（卷七十九）记载：“先是八日，上梦景德中所睹神人传玉皇之命云：‘先令汝祖赵某授汝天书，将见汝，如唐朝恭奉玄元皇帝。’”于是宋真宗在昭应宫建玉皇殿，以奉祀玉皇大帝。七年（1014）正月，宋真宗改奉元宫为明道宫，安放玉皇大帝圣像。八年（1015）正月初九（一说天禧元年，即1017年），宋真宗为玉皇加封圣号“太上开天执符御历含真体道玉皇天帝”。

宋徽宗赵佶是一位有名的崇道皇帝，也是一位极其虔诚的道教信徒，即使被俘成为阶下囚之后，也是一身道士装扮。宋徽宗十分信奉道士林灵素的神霄之说，认为自己是玉帝长子，是长生大帝下凡，自称“教主道君皇帝”，让群臣也称呼自己为“道君皇帝”，试图建立以自己为教主的道教政权。政和六年（1116）九月，宋徽宗为玉皇上尊号“太上开天执符御历含真体道昊天玉皇上帝”。宋徽宗还从理论上论证昊天上帝与玉皇大帝同为一体，名殊实同，称“永惟玉皇大天帝、昊天上帝主宰万化，名殊实同，而昔之论者析而言之，不能致一，故于徽称，阙而未备”。于是，玉皇大帝与南郊祭祀典礼中的昊天上帝合二为一，玉皇大帝被推向众神之最的宝座。宋徽宗还修建玉清和阳宫，奉祀玉皇，将道教三清神也纳入其中，国家祀典也由道教祭祀礼仪统领。道教对国家政治生活的影响进一步加深，国家祀典仪礼也逐渐道教化。

在官方的崇奉下，道教也开始神化玉皇，使其成为道教崇奉的至尊天神之一。不过，在官方祀典中，玉皇大帝与昊天上帝合流的历史不长。宋徽宗之后，很少有皇帝在宫中设立玉皇大帝的牌位，官方祭祀的最高天神仍旧是儒家的昊天上帝。玉皇大帝也由此摆脱了政治束缚，流布民间，成了民间信众崇奉的最高天神。

唐宋以降，道教崇奉的三清四御神仙集团塑造完成，玉皇居于三清之下，位列四御之首，是辅佐三清管理世界的四位天帝之一。道教是制度化宗教，需要对宇宙万物的起源做出形而上的理论阐释，于是三清成为创造世界的至尊神，处于万物生成之前、之上。玉皇则是宇宙万物生成之后的实际管理者，其神格位阶处在三清之下。然而，民间信徒并不关心宇宙的起源、化生的过程。于是，官方、道门与民间社会形成了三位至上天神：官方崇奉昊天上帝，其祭祀权力被皇帝垄断，成为政治统治的神学依据；道教尊崇三清尊神，认为三清是无极大道的化身，是宇宙万物的创生者，具有绝对的抽象性、终极性；民间信众则认为玉皇大帝是掌管天上、地下与人间一切生死祸福的最高天神，掌管六界、十方、四生，是宇宙的总皇帝，类似于人间的皇帝。

宋朝崇奉玉皇有其特殊的政治目的，与当时政治军事环境有直接关系。在中国历史上，宋朝是一个比较特殊的朝代。一方面，宋朝的社会经济繁荣、科技文化兴盛，在很多方面都达到了历史的新高度。但是，另一方面，与其他朝代相比，宋朝的政治军事力量又相对较弱，面临巨大的内忧外患压力。宋朝周边有多个少数民族政权并存，尤其是北方的辽、金、西夏以及后来的蒙古，都对中原王朝产生了巨大压力和威胁。北宋、南宋立国三百余年，朝廷一直没有解除来自周边少数民族政权的威胁。为了安定人心，加强自身统治的合法性，宋朝统治者与道士一起导演了多起荒诞的“黑煞将军降临”“天书降临”与“圣祖降临”等事件，玉皇大帝正是在这样特殊的政治背景下逐渐被塑造出来，成为信徒崇奉的至尊天神。

3 宋元道书中的玉皇形象

道教创立之初并没有对玉皇大帝的信仰。六朝时期的道书中也仅见玉皇的名目，如在《真灵位业图》中出现玉皇道君与高上玉皇两位神仙，分别排在玉清三元官中第十一位与第十九位，属于元始天尊的下属神；在陶弘景的《真诰》中也有“朝天帝玉皇之法”一语。

直到隋唐时期，道书中虽然出现很多带有“皇”或“帝”名目的神仙，但是，信徒一般仍将其视为元始天尊或太上道君的别号。唐朝初期编订的道教类书《三洞珠囊》（卷二）引南朝陈马枢《道学传》云：“陆修净……初至九江，九江王问道佛得失同异，先生答：在佛为留秦，在道为玉皇，斯亦殊途一致耳。”“留秦”是梵文的音译，是指佛教前七佛中的第四佛，陆修净将“留秦”与“玉皇”相提并论，显然是将玉皇视为道教最高天神元始天尊的别称而已。

唐朝道士史崇玄等编写的道经《一切道经音义妙门由起》将玉皇天尊称为元始天尊的别号或者三世之一，并引《宝玄经》，认为元始天尊有十号：一号自然，二号无极，三号大道，四号至真，五号太上，六号老君，七号高皇，八号天尊，九号玉帝，十号陛下。道书《明天尊第二》引《天师请问经》也称："道为最尊，常在三清，出诸天上，以是义故，故号天尊，或号玉帝，或号高皇，随顺一切也。"隋唐时期，道教中又有将太上老君称为玉皇之说，道人李淳风在《太玄金琐流珠引》中称："紫晨太微天帝道君，传上清太平金阙帝晨后圣玄元玉皇上道君。前圣太上道君，称万道之主，号曰虚皇。后圣太上老君，称万道之君，号曰玉皇。"总体而言，虽然在隋唐时期民间社会有崇奉玉皇的习俗，尤其在诗人群体中更为常见，但是此时的"玉皇"更多是指元始天尊或者太上老君的别号，还不是独立的天神。

宋元时期，为了给官方崇奉的玉皇提供神学依据，道门理论家创作出多部关于神化玉皇的文本。道教也开始编订玉皇经书符咒、制定斋仪，创作故事，赋予玉皇大帝神学上的阐释。道士创作出专门的经典《高上玉皇本行集经》，宣扬玉皇大帝修道、得道的神迹故事。北宋张商英的《三才定位图》与王钦若的《翊圣保德真君传》以及南宋宁全真授、王契真纂的《上清灵宝大法》等道经，都从神学理论的角度确认了玉皇大帝的至尊地位。南宋时期，西蜀道士吕元素在其编纂的《道门定制》中对官方的"太上开天执符御历含真体道昊天玉皇上帝"进行解释，称"玉皇即为朝廷圜丘所尊昊天上帝，是谓造物者也"，在此道书中还列有紫薇天皇大帝的神仙名目。道书《上清灵宝大法》对玉皇大帝的位阶、神格与职掌都做了详细的理论阐释："昊天上帝，诸天之帝，仙真之王，圣尊之主，掌万天升降之权，司群品生成之机。三洞四辅禁经之标格，大梵至妙无为之神威，乃三界万神三洞仙真之上帝君也……故以形象言之谓之天，以主宰言之谓之帝，故曰玉真天帝玄穹至圣玉皇大帝。"可见，道教此时崇奉的玉皇大帝就是官方祭祀中的昊天上帝。

当然，如果道教接受官方对玉皇大帝的塑造，就必须对元始天尊与玉皇大帝的神格和位阶的关系做出理论解释。为协调二者的关系，道教又创作出“三世天尊”理论。道教称玉皇是元始天尊的别号，且元始天尊是“过去时”，玉皇天尊是“现在时”。为了自圆其说，道教又塑造出未来的玉辰天尊。[1]

现存《道藏》收录了多部关于玉皇的经书，主要包括《高上玉皇本行集经》《高上玉皇本行经髓》《高上玉皇心印妙经》《高上玉皇胎息经》《高上玉皇满愿宝忏》《玉皇宥罪锡福宝忏》《玉皇十七慈光灯仪》与《上清玉帝七圣玄纪回天九霄经》等。关于玉皇的出身、修道、职司等，主要来源于《玉皇经》。《玉皇经》全称《高上玉皇本行集经》，撰者不详，注本很多，成书时间也相对模糊。据学者考证，此书大约撰成于唐宋之际，《正统道藏》与《道藏辑要》中均收录了该书，是道士斋醮祈禳及道门功课持诵的重要经典之一。主要内容是关于元始天尊在清微天玉清圣境宣讲玉皇的出身、来历、修道、证真的故事，显然，《玉皇经》对玉皇大帝身世的描述受到佛教的影响，是模仿释迦牟尼成佛的故事而来。

在道教中，玉皇的神格居于三清之下，是奉三清天尊之命来执掌天道的大神。作为元始天尊的僚属，协助三清管理整个世界。道经记载玉皇大帝经常在玉清境聆听元始天尊讲解《玉皇经》。在斋醮请神仪式中，道士也会先奏请三清，然后再奏请玉皇大帝。道教将玉皇的位阶置于三清之下，遭到了一些理学家的非议，他们认为这是一种僭越行为。南宋理学家朱熹认为，“道家之徒欲仿其所为，遂尊老子为三清：元始天尊，太上道君，太上老君，而昊天上帝反坐其下，悖唳僭逆，莫此为甚”。显然，朱熹将官方祭祀的昊天上帝等同于玉皇大

[1] 《云笈七签》（卷三）之《道教本始部·道教三洞宗元》云：“三代天尊者，过去元始天尊，现在太上玉皇天尊，未来金阙玉晨天尊。”

帝了。这也从侧面说明，玉皇大帝与昊天上帝的神格在宋朝时一度合二为一的事实。面对理学家的批评和质疑，道学家也做出许多调和，在《皇经集注·五帝尊次考》云：“玉帝，在道教即三清之化，道家先三清者，先虚无而后妙有，所谓无极而太极，非有尊卑之殊。”道教从本体的角度对宇宙的起源、万物的化生做出形上阐释，认为“道”是宇宙的本体，万物由“道”所化生，道无形、无象、无为，先虚无而后妙有，无极而太极。所以，三清是宇宙万物的创造者、化生者，象征宇宙的起源，而“四御”则是现实世界的管理者。

《玉皇经》虽然是道教经典，但是民众对其并不关心，也不能理解其中蕴含的复杂神学理论。老百姓对玉皇的认知主要源自明清时期通俗的神道小说，尤其是《西游记》一书，发挥了不可替代的作用。明清以来，随着社会经济的发展，道教的神仙信仰也发生世俗化的转向，大量讲述神魔鬼怪的小说流行开来。正是在通俗小说的影响下，玉皇形象在民间迅速传播，成为民众心中的最高神。《西游记》讲述了唐僧师徒四人西天取经的故事，作者吴承恩吸收融合了佛道相关的神学义理，将玉皇大帝列为至尊天神，一切仙佛人鬼都归玉皇大帝管理，听候差遣。即使是道教尊奉的教祖太上老君，也只能屈居于玉皇大帝之下，只是一位在八卦炉边炼丹的神仙。

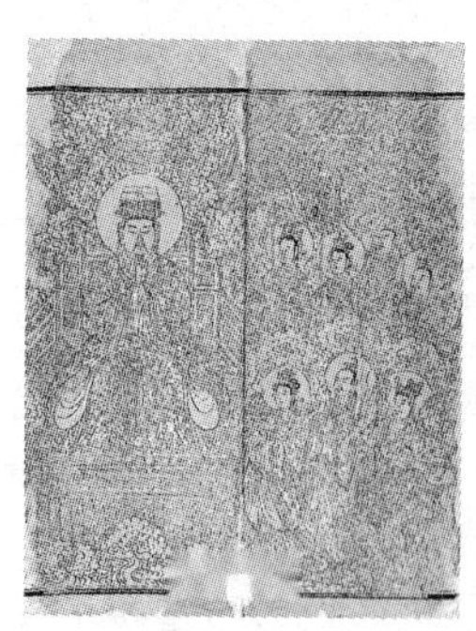

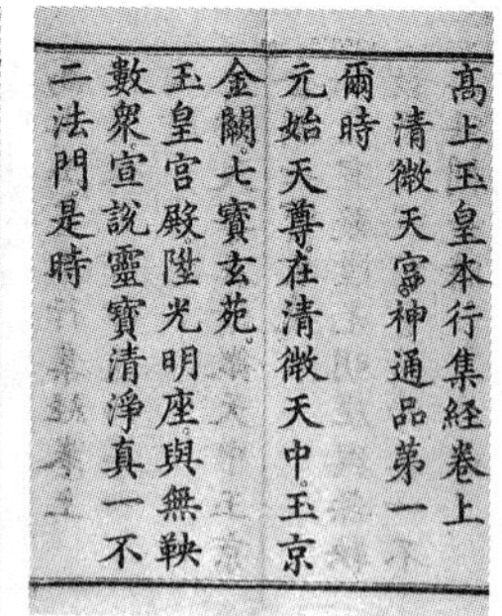

高上玉皇本行集經卷上
清微天宮神通品第一
爾時
元始天尊在清微天中玉京
金闕七寶玄苑。
玉皇宮殿陛光明座與無鞅
數衆宣說靈寶清淨真一不
二法門是時

《玉皇经》，明刻本

4　玉皇诞及其民间信仰礼俗

北宋时期，玉皇信仰主要流行于中原汉族地区。随着赵宋朝廷南渡，玉皇信仰也逐渐传播到我国东南沿海一带。明清时期，在移民政策的影响下，西南地区与中原地区交往日益密切，通商往来较多，玉皇信仰又被汉族移民带到云贵川等少数民族地区。玉皇大帝信仰深入民间社会，成为民间信徒崇奉的最高神，其影响远大于道教的三清以及其他神仙。在道观中，供奉三清的三清殿人烟稀少，香火冷清，玉皇殿则香火鼎盛，人来人往，绝大多数香客都认为玉皇大帝才是天界的最高神。

旧历正月初九为玉皇的圣诞日，信徒称为玉皇诞，民间又称为天诞日，相传玉皇诞日为唐玄宗钦定。我国民间社会流传有盘古开天辟地的神话传说。据汉简《占书》记载上天创造万物的次序为“一鸡、二狗、三猪、四羊、五牛、六马、七人、八谷、九天、十地”。盘古开天地之后，正月初一造鸡，初二造犬，初三造猪，初四造羊，初五造牛，初六造马，初七造人，初八造谷，初九造天，初十造地。所以，正月初七被定为“人日”，正月初九被定为“天诞日”。在道书《高上玉皇本行集经》中称：玉帝生于丙午年正月初九日。此外，道教把正月初九定为玉皇诞辰还有一个原因。在中国古代，“九”常用来指代大数，为数字中的极尊之数，是“天地之至数”，具有极大、极多、极高、极尊、极贵等含义。当人们形容天很高时，则曰“九重”，称为“九重天”；当人们形容地极深时，则曰“九泉”，称为“九泉之下”；当人们形容疆域辽阔时，则曰“九域”，称为“九域之内”；当人们形容水潭很深时，则曰“九渊”，称为“九旋之渊”。明人王逵在《蠡海集》中对玉皇的圣诞日解释道：“神明降诞，以义起者也。玉帝生于正月初九日者，阳数始于一，而极于九焉，原始要终也。”正月是一年的开始，也是四季的开始，冬去春来，万物复苏，生命萌发，阳数始于一而终于九。故将此日定为玉帝的诞辰日。

玉皇信仰在民间社会有着广泛的基础，供奉玉皇大帝的玉皇阁、玉皇观、玉皇庙与玉皇殿等庙宇遍及全国各地。较大的道观一般都会建有玉皇神殿，如北京的白云观、开封的延庆观、山西的永乐宫、陕西佳县的白云观等。在我国台湾地区，玉皇信仰也非常流行，祭祀玉

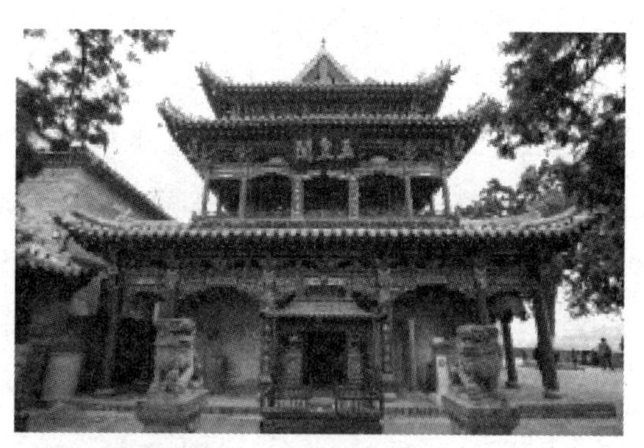

白云观玉皇阁

拍摄于陕西佳县白云观

皇的宫观分布广泛。据学者田野调查统计，台湾地区专门祭祀玉皇的庙宇就有 80 多座。道教还模仿现实中的皇宫，给玉皇塑造出庄严、华丽的居住场所，称玉皇居住在天上的金阙云宫，办公楼为灵霄宝殿。

宋元时期，玉皇大帝的塑像与画像也基本定型，道教信徒根据现实中的皇帝形象塑造出玉皇神像。一般而言，在玉皇殿中供奉的玉皇神像都身披九章法服，头戴珠冠冕旒，手持玉笏，端坐于龙椅之上，金童玉女侍奉左右，一副君临天下之态。玉皇神像两旁，还有四大护法天师，头顶或两侧的墙壁上则绘有南斗六星、北斗七星、三十六帅等众神仙。道教信徒又根据世俗伦理，将玉皇与西王母相配，称玉皇下的诏令为“圣旨”，称西王母下的令为“懿旨”，俨然一副世俗皇帝的形象。

宋朝开始，民间祭祀玉皇大帝的礼俗活动也逐渐兴起。在玉皇诞日，官方与道观都会举行祭祀典礼，道观建醮做道场，举行金箓醮仪，道士击鼓诵经礼忏，行“斋天”大礼，祈求风调雨顺、国泰民安、道

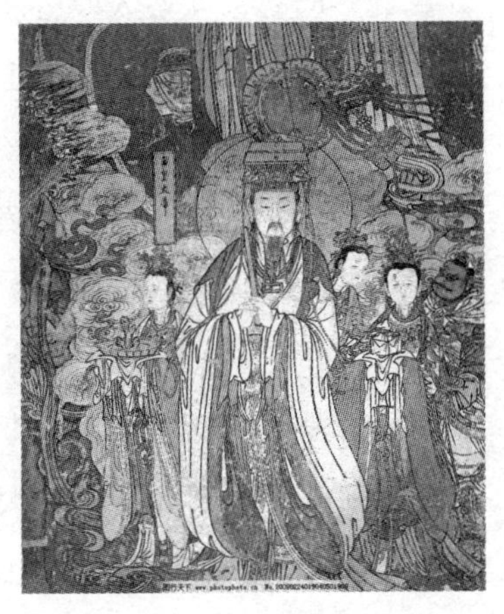

玉皇大帝画像

元代毗卢寺壁画，位于河北石家庄市的毗卢寺

法兴隆。民间也吸收道教的朝忏仪式，祭祀玉皇。迁都杭州后，南宋王朝又将玉皇信仰带到南方地区。吴自牧《梦粱录》（卷二十一）“社会”条目记载：“奉道者有灵宝会，每月富室当供持诵正一经卷。如正月初九日玉皇上帝诞日，杭城行香诸富室，就承天观阁上建会。”

在我国不同地区，玉皇诞的称呼也略有不同。比如在山东地区，民间一般称为玉皇祭；在东南的江苏地区称之为赛玉皇，在闽台地区则称为天公生、拜天公；而在我国西南地区，玉皇诞又称为上九节。道教认为玉皇大帝会在正月初九下界巡视，信徒也在该日举行“神候”仪式，迎接玉皇的降临，占卜人畜是否平安、五谷丰歉等情况。

民间祭祀玉皇的活动并不仅仅局限于正月初九一日，会跨越整个大年前后，甚至从年前的腊月二十三就已经开始。一些地方将腊月二十三称为“过小年”，需要祭灶王。因为信徒认为灶王是玉皇大帝派往各家各户的巡查官，玉皇每年会根据灶王所反映的情况来施行赏罚。所以，祭灶的地方，每逢过小年时都会在灶台上贴一张纸，表示糊住灶王的嘴，防止灶王在玉帝面前“胡乱讲话”，即便讲话，也只讲好话。腊月二十五日为玉皇的出宫巡视日，据说玉皇大帝在此日要下界巡视，考察人间善恶、祸福，这一天又被称为“斋天”。在二十五日晚上子时，信徒摆上香案，举行隆重的“接驾”仪式。道观也要举办庄严隆重的仪式，以迎接玉帝御驾。《景霄大雷琅书》称：“十二月二十五日，玉皇三清巡视诸天，定来年福祸。”明朝末年，刘侗、于奕正编纂的《帝京景物略》一书记载了明朝时期北京人祭祀玉皇的风俗：“廿五日，五更焚香楮，接玉皇。曰玉皇下查人间也，竟此日，无妇妪詈声。三十日五更又焚香楮送迎，送玉皇上界矣。”过年之后，正月初三是玉皇召开“万神大会”的日子，各路神仙齐聚天庭，玉皇大帝布置一年的具体工作。

玉皇的祭祀仪式自然也比普通神仙更为隆重程序也更为复杂。田野考察发现，在我国闽台地区，在正月初八晚上就开始了。祭祀者要沐浴、更衣、斋戒，设立祭坛，供奉祭品。祭祀仪式从凌晨开始，直到天亮，祭祀者依序上香，三叩九拜。当然，在祭祀的几天前，每家每户都开始打扫房间卫生，做样式繁多的贡品。而且制作贡品也十分讲究，只能用雄性动物等。在日常生活中，每户人家都会奉祀或者安放天公炉，在结婚、生子、庆寿等重要人生的节点上都会举行祭拜的仪式。在每年的特定节日，各个村落也都会举行集体性的祭天仪式，举办丰富多彩的民俗活动，达到娱神娱人的目的。

三 三界之神：三官大帝

三官大帝，亦称三元大帝、三官帝君等，是道教崇奉的重要神仙之一，道教全称“三元三品三官大帝”，民间又称其为三界公，或者三官老爷。道教称三官分别执掌天、地、水三界，故又称为三界之神。

三官是由三位神仙组成，分别是上元一品赐福天官紫薇大帝、中元二品赦罪地官清虚大帝与下元三品解厄水官洞阴大帝，信徒一般简称为天官、地官与水官。

三官在道教神谱中的神格位阶较低，但是是道教信徒最早崇奉的神仙之一。早在五斗米道时期，三官信仰即已形成。三官信仰源于原始社会的天地水自然崇拜，是融合古老的祭祀天地水的仪式和祈祷治病的巫术而来。先秦时期，三官是作为“盟神”而存在，处于自然崇拜阶段，更多的具有自然神的特征。秦汉以降，三官逐渐人格

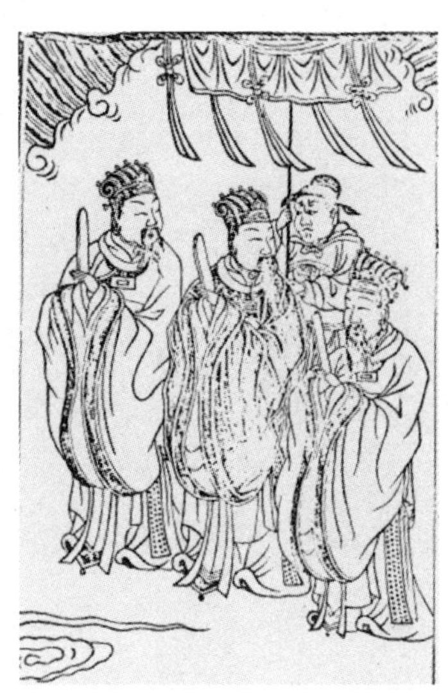

明刻绘图本《三教源流搜神大全》中的三官大帝

化，成为信徒崇奉的治病消灾的请祷之神。五斗米道时期，信徒就制作三官手书，为人请祷治病。魏晋南北朝时期，随着天师道的北迁，三官信仰广泛流行，拥有大量信徒，三官信仰也逐渐达到鼎盛。与此同时，三官的职司也逐渐发生变化，成为考核一切神仙人鬼善恶功过的司命之神。宋元以降，随着道教三清四御的神仙集团塑造完成。三官的神格位阶降低，成为普通的神仙，其职司也发生变化，成为赐福赦罪之神。明清时期，随着神道小说的流行，三官信仰的内涵也不断丰富，围绕三官大帝的诞辰，道门与民间社会都会举行隆重的祭祀仪式，三元日也成为了重要的民俗节日。

三官信仰对中国民间宗教信仰产生了重要影响。虽然三官的位阶较低，但是在一座道观中，供奉三官的三官殿则是必不可少的。在当代民间社会，祭祀三官的殿、堂、庵等神庙依然大量存在，三官享受着广泛的香火奉祀。

1　三官大帝信仰起源

三官信仰的起源较为复杂，其信仰内涵也较多。学术界一般认为三官信仰起源于东汉末年的五斗米道时期。综合考察在五斗米道之前的道教经典，以及出土的汉代镇墓券等材料，都没有关于祭祀三官的记载。

东汉末年，政治腐败黑暗，宦官外戚专权，军阀割据混战，社会动荡不安，人民生活在水深火热之中。沛国丰邑人（今江苏丰县）张陵，辞去官职，来到四川鹤鸣山修道(今四川大邑县境内)。张陵在吸收西南少数民族原始巫教信仰的基础上，制作符书，创立教团组织“正一盟威道”。由于入教的信徒需要缴纳五斗米，故又被称为“五斗米道”。一般而言，人们将五斗米道教团的成立视为是道教创立的标志。[1]五斗米道的原始宗教色彩浓厚，时人又称“米巫”。五斗米道是一个政教合一的宗教团体，组织完备，下设祭酒与鬼吏。祭酒主要带领教

[1] 在中外学界，关于道教创立的时间存在争议，比如日本道教学者小林正美就认为道教应该放在儒、释、道三教当中去理解。道教即是指大道神格或老子的说教。基于此，小林正美教授认为严格意义上的道教始于刘宋时期经过改革后的天师道。

徒诵读《道德经》，鬼吏则制作“三官手书”，为病人祈祷治病。在道教内部，以天地水为内涵的三官信仰正式出现。

学界对于五斗米道的三官信仰源于何处存在争议。部分学者认为，三官信仰源自西南氐羌少数民族地区的原始宗教信仰，比如覃光广《我国少数民族与宗教》一文称：“三官是从氐羌系统的少数民族原始宗教中吸取过来的。”钱安靖《论少数民族与道教》一文也持类似观点：“东汉末张陵到氐羌民族流寓和经历的枢纽之地的鹤鸣山学道，很可能学的是当地氐羌民族之道。”也有人指出，五斗米道的三官信仰有可能是源自巴蜀地区的鱼凫图腾崇拜，比如尹邦志《鱼凫图腾与道教的三官崇拜》认为：“天师道是黄老儒墨思想与巴蜀鬼道的融合，在其后的发展中，鱼凫图腾崇拜蕴含的三官观念为道教体系化作出突出贡献。”此外，还有学者指出三官信仰有可能是张陵将江南吴越地区的信仰习俗带到巴蜀地区，比如台湾地区的道教学者丁煌先生在《汉唐道教论集》中指出：“张陵入蜀前，所住经之地，本汉代巫风、术数学说极盛之区。吴越及今江西，亦多有非汉族之民，张陵道术自不必然源习乎氐羌民也。”仅仅从五斗米道的三官信仰来看，不论是源自吴越地区的巫术信仰，还是源自西南地区氐羌少数民族的原始宗教信仰，都是可能的。张陵早年生活在江南地区，必然会受到江南吴越地区的巫风影响，后来又客居西南巴蜀地区，在鹤鸣山学道，所以在创立五斗米道时自然也会吸收当地的宗教信仰习俗。

从更为久远的角度来看，三官信仰源自原始社会的自然崇拜，是由人们对天地水的崇拜发展而来，与上古先民的天地水自然崇拜一脉相承。人类学研究发现，对于天地水的自然崇拜，是一切民族普遍具有的，比如在古埃及的碑刻中也曾出现过关于人们祭祀天神、地神与水神的记载。可以发现，各民族在对天地水的祭祀仪式和象征意义等方面都具有相似之处。由于史前社会生产力低下，人们改变自然的能力较低，其生产生活严重依赖于大自然。所以，先民对由天地水构成的自然界常怀敬畏之心，顶礼膜拜，正如德国哲学家费尔巴哈在《宗教的本质》一文中所言，“人的生命与存在所依靠的东西，对于人来说就是神”。

史前时期，已出现了祭祀天地的宗教仪式。先秦时期，天地山川成为统治者最重要的祭祀对象，祭祀仪式也逐渐完善。《国语·鲁语》曰：“加之以社稷山川之神，皆有功烈于民者也……及天之三辰，所以瞻仰也。及地之五行，所以生殖也。及九州名山川泽，所以出财用也。非是，不在祀典。”在《庄子·在宥》篇中，已经有“天地有官”的表述，天地自然神逐渐呈现出人格化的倾向。由于水能滋养万物，是农业生产的必要条件，因此对于水的信仰深深植根于传统农业社会的自然崇拜中。道家与道教原本就有崇拜水的传统，认为“上善若水”。所以，信徒又将天官、地官与水官配合，形成天地水三官大帝。明人王逵《蠡海集》认为，三官信仰源于传统的“五行之说”，并且对于道教三官信仰形成的原因做了阐释：

> 人曰老氏之徒有天、地、水府三元三官之说，何也？盖天气主生，地气主成，水气主化。用司于三界。而三时首月之望候之。故曰三元。金为生，候天气；土为成，候地气；水为化，候水气。三元正当三临官，故曰三官也。

五斗米道的三官信仰的请祷之术、祭祀仪式以及“三官”的称谓都可以找到历史原型。比如为人治病施行的请祷之术，源自古代巫师与神祇沟通的方法。商周时期，人神沟通是由巫师专责，而巫师普遍用请祷的方式为病人治病。《尚书》中也记载了周公曾用请祷之法为周武王治病。秦汉时期，巫师逐渐走向民间，将传统的请祷之法也带到民间社会；再如请祷用的“三官手书”则源自传统的天地水祭祀仪式，《仪礼·觐礼》曰：“祭天，燔柴，祭山丘陵，升，祭川，沉，祭地，瘗。”《尔雅·释天》也有类似记载：“祭天曰燔柴，祭地曰瘗埋。祭山曰庪县，祭川曰浮沉。”而“三官”的称谓则源自古代的行政职官，乃模仿和借鉴古代行政系统的官职而来。先秦时期，在行政官僚机构中出现天官、地官与水官的官职，而且均承担有祭祀职责。秦汉以降，天地水三官从官方的天地祭祀中分离出来，逐渐人格化，成为具有人格属性的三位神灵。道教创立后，承袭了传统的天地水信仰，将三官纳入其神仙体系当中，赋予道教神学内涵，作为人格神的天地水三官诞生。

明清以来，随着道教的民间化转向，道学家又附会历史传说，将三官与元始天尊联系起来，给三官大帝塑造出华丽高贵的出身，并演绎出许多易被信徒理解、接受的传说故事，发展出多种形态的三官信仰。所以，从主体而言，三官信仰是以天、地、水为主要形态，但是在民间社会的宗教实践中，则有多种内涵。在我国民间社会，有些地方的三官庙供奉的是传说中的唐宏、葛雍与周武三位将军，传说这三位将军曾是周厉王的三位谏臣，号为“天门三将军”，死后封神，成为三官大帝。清朝时期，在我国江南地区也有三官庙供奉的是古代传说中的尧、舜、禹三位圣人。

除天地水三官之外，在民间社会影响最大的是以尧、舜、禹为主要内涵的三官信仰。道教信徒为了增加三官的神秘性和权威性，将我国上古时期传说的尧、舜、禹三位圣人纳入神仙谱系。清朝初年，在《历代神仙通鉴》中，信徒将尧、舜、禹与元始天尊联系起来，称尧、舜、禹三帝是元始天尊的三个儿子。《历代神仙通鉴》记载，元始天尊分别吸纳“始阳九气”“清虚七气”与“晨浩五气”，经过九九之期，结为灵胎圣体，又分别于正月十五、七月十五和十月十五从口中吐出三位圣婴，即尧、舜、禹三帝，称：

> 元始天尊复飞身到太虚极处，取始阳九气；在九土洞阴，取清虚七气；更于洞阴风泽中，取晨浩五气，总吸入口中，与三焦合于一处。九九之期，觉其中融合贯通，结成灵胎圣体。正当春一月月望之宵，原从口中吐出婴孩，相好光明。又于秋一月望日，冬一月望夜，复吐出二子。是为上中下三元。

神道小说把三官与尧、舜、禹三位圣人编排到一起，也有一定的逻辑。相传尧在位时，命人观察日月星辰与阴阳四时的变化，制订历法，人们根据历法来开展农业生产，尧帝因而被称为天官；舜对于各种地质土壤都非常熟悉，知道哪种土壤适合种植哪种植物，还发明了各种农业种植工具，于是与地官联系起来；上古时期，洪水经常泛滥成灾，使得人们辛苦创造的财富一夜之间会化为乌有。传说禹的父亲治水多年，以失败告终，禹继位之后，吸取父亲的治水教训，开始研究水的特性，以疏导的方式治水。在禹多年的努力下，水患危害终于得到解决，人民安居乐业，于是信徒又将禹与水官联系起来，称禹帝为水官。通过神道小说的演绎，以尧、舜、禹为内涵的三官信仰在民间广泛流行，融入民间信仰习俗中。

2　三官大帝的职司演变

三官大帝虽然在政治领域与民间社会都具有重要影响，但是官方一直没有为其加封尊号。所以，三官大帝只有宝号或者圣号，而没有封号。东晋时期，三官的宝号就已经确定，在道书《三元品诫拔罪妙经》中，三官的全称分别是“上元一品赐福天官耀灵元阳大帝”“中元二品赦罪地官洞灵清虚大帝”与“下元三品解厄水官金灵洞阴大帝”。天官居住在玄都元阳七宝紫微宫，所以又称为紫薇大帝、元阳大帝；地官居住在洞灵清虚宫，所以又称为洞灵帝君、清虚大帝；水官居住在汤谷洞泉宫，所以又称为汤谷帝君。

此外，水官又被称为扶桑大帝。这一称谓源自东王公信仰。在托名东方朔的小说《海内十洲记》中，东王公的居所被称为扶桑，所以东王公又称作扶桑大帝。六朝时期，扶桑大帝作为传说中的水府诸神之首受到广泛崇祀。后来，将水官与扶桑大帝逐渐融合，形成解厄水官扶桑大帝。

在道教神谱中，三官的神格很高，位阶仅低于三清、四御、玄帝等诸天神。道士在举行斋醮或请神谢真灵等仪式时，也必奏请天、地、水三官。六朝时期，由于最高尊神还没有完全确定，道教徒曾将三官与道教的道气论结合，认为三官是由先天道气所化而来，也曾位列“三清圣境”，也有被改造为三清的倾向。道书《太上洞玄灵宝三元品戒功德轻重经》称：

> 上元天官隶玉清境，结青、黄、白三气，置上元三宫……总主上真自然玉虚高皇上帝、诸天帝王上圣大神……中元二品地官者隶上清境，结元洞混灵之气，凝极黄之精而成，其中宫名洞灵清虚宫，总主五帝五岳诸真人，及诸地神仙已得道者……下元三品水官隶太清境，结风泽之气，凝晨浩之精而成，其中宫号汤谷洞泉宫……总主水帝汤谷神王、九江水府、河伯神仙、水中诸大神及仙箓簿籍。

随着三清塑造完成，三官逐渐成为考核神仙凡人功过善恶的司命之神。道经《元始天尊说三官宝号经》认为三官大帝主宰三百六十感应天尊，凡是“得道神仙，皆从三官保举；下方生人，但持三官宝号，能除厄难，悉皆消灭”。唐宋时期，随着道教三清四御最高神仙集团塑造完成，三官地位逐渐降低，职掌逐渐缩小，成为三清的下属神。

先秦时期，天地水三官更多是作为自然神而存在，尤其作为“盟神”在政治领域具有重要的象征意义。诸侯会盟时，为了显示双方的诚意，也为了约束各自的行为，践行诺言，会盟双方在举行盟誓仪式时会上请天地水三官，作为盟誓的见证者。唐朝时期，这一宗教仪式在政治领域依然存在。三官依然具有“盟誓”之神的神性，各方结盟时都会奏请天地水三官，比如《全唐文》（卷九百九十九）记载，唐德宗贞元十年（794），云南诏异牟寻及清平官大将军与剑南西川节度使巡官崔佐时会盟时，盟约开头就写道：“谨诣点苍山北上请天地水三官、五岳四渎及管内川谷诸神灵，同请降临，永为证据。”

汉魏时期，三官逐渐人格化，成为信徒崇奉的请祷之神。五斗米道信徒在给人治病时，制作“三官手书”，祈福消灾。《三国志·魏书·张鲁传》注引《典略》记载：

修法略与角同，加施静室，使病者处其中思过。又使人为奸令祭酒，祭酒主以《老子》五千文，使都习，号为奸令。为鬼吏，主为病者请祷。请祷之法，书病人姓名，说服罪之意。作三通，其一上之天，著山上，其一埋之地，其一沉之水，谓之三官手书。使病者家出米五斗，以为常。故号曰五斗米师。

作为请祷之神的三官信仰在唐朝时期仍有遗存。大周久视元年（700），武则天在嵩山避暑生病时，也请道士用三官手书为其请祷治病。20世纪80年代，一位农民在嵩山深处发现了一封为武则天赦罪祈福的金简，此金简是武则天当年投下的祈福金简，印证了“其一上之天，著山上”的说法。由此可见，自汉魏至隋唐时期，三官一直具有“盟神”与请祷治病之神等多重神性。

从六朝开始，随着南方上层士族加入道教，神仙道教逐渐兴起，其民间信仰特征逐渐淡化，三官也逐渐退去早期自然神的特征，开始向人格神方向转变。三官的“盟神”与请祷之神的神性逐渐淡化，其记录功过善恶的司命之神角色逐渐凸显。道教认为三官之神通皆因顺乎天地造化，取法乎三，成诫三位天帝，其主要职责功用也衍变为考核善恶，赏功罚过，成了主生主死的司命之官。南方士族的加入促进了三官神话与信仰在我国南方的流传与发展。东晋时期，出现了两部

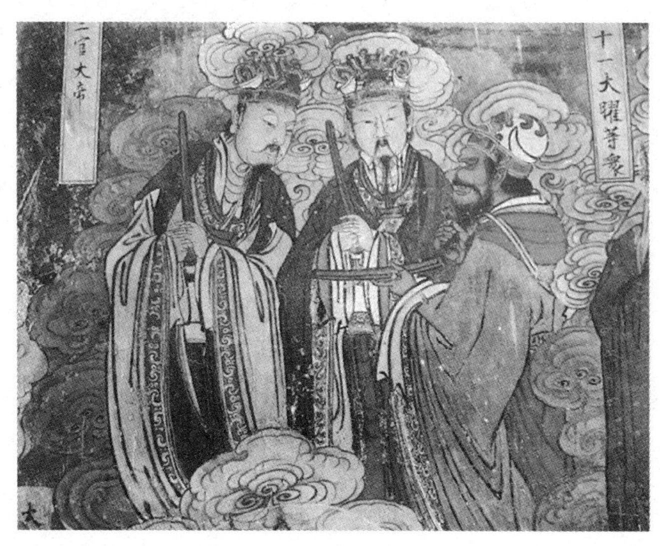

三官大帝壁画

元代毗卢寺壁画，位于河北石家庄市的毗卢寺。

关于三官大帝的重要叙事文本，即《太上洞玄灵宝三元品戒功德轻重经》和《太上大道三元品诫谢罪上法》。据这两部道书记载，三官在这一时期已经从祈祷治病之神转变为考核善恶功过的司命之神。此外，这两部道书还记载了三官的校戒职司和日期，三官的校戒日期也是信徒修斋祈福的日期，信徒需要在三官考校日修斋祈福。南北朝时期的《赤松子章历》记载："正月十五日上元，七月十五日中元，十月十五日下元，此三日为天地水三官检校之日，可修斋祈福。"经过六朝神仙道教的改造，三官大帝淡化了五斗米道时期"著山上、埋之地、沉之水"的自然崇拜形象，完全实现了人格化。

三官的司命职能是承袭传统司命理论而来，早期天师道斋戒时所请的天地水三官就有考察善恶功过的职能。道教认为一切报应都取决于人的善恶之心和功德修为。道书《因缘经》云："正月十五日，上元宫主一品九气赐福天官紫微大帝于是日……同下人间，校定罪福也；七月十五日，中元宫主二品七气赦罪地官清虚大帝于是日……同出人间，校戒罪福也；十月十五日，下元宫主三品五气解厄水官扶桑大帝于是日……同到人间，校戒罪福也。”三官的职能逐渐演变为天官赐福、地官赦罪、水官解厄，《三官经》记载，三官之名及其职掌为“上元一品赐福天官，紫微大帝；中元二品赦罪天官，清虚大帝；下元三品解厄水官，洞阴大帝”。三官在三元日下降人间社会，校戒功过罪福，根据善恶功过，分别给予赐福、赦罪、解厄。天官紫微大帝主要考校神仙，地官清虚大帝主要考校人间，而水官扶桑大帝主要考校鬼巫。

为了更好地履行司命职能，信徒仿照世俗的行政官僚机构为三官又设置了辅助其行使神职的下属机构。道教称天地水三官各置宫府曹署，分设三宫三府三十六曹，三宫各有三府，合计九府，每府又设

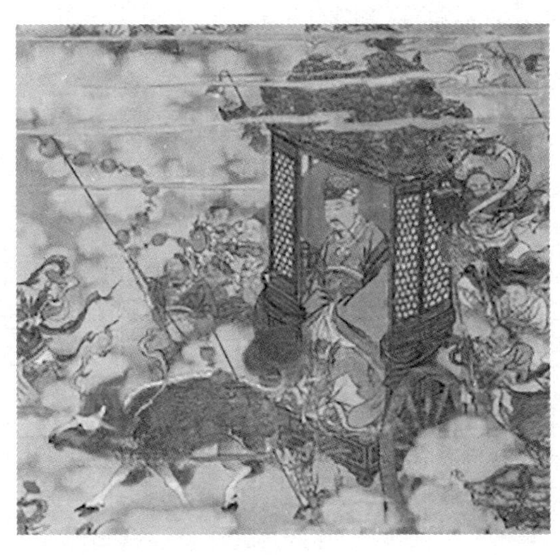

三官出巡图（局部），（宋）马麟绘

置十二曹，共计三十六曹，用以考校世人之事。《三官经》云“上元天官有三宫，宫统一十二曹，合三十六曹；中元地官亦有三宫，宫统一十四曹，合四十二曹；下元水官亦有三宫，宫统一十四曹，合四十二曹；三官都合一百二十曹，主领鬼神”。三官的机构设置犹如一座金字塔，三官大帝居于最顶层。由此可见，三官的称谓职司及其下属机构的设置都是信徒对古代行政官员名称的模仿，正如宗教学家杨庆堃在《中国社会中的宗教》一书中所言：“超自然信仰的结构基本上仿效了世俗政府的形式，而且人们相信这两套体系相互并存。”

总体来看，六朝开始，三官大帝在道教神仙系统中的神格位阶很高，一切众生皆为三官所统摄。信徒需要有三官的认可保举，方可得道成仙。人们通过敬拜三官还可以消除一切人间疾苦灾害。宋元时期，三官一直是作为考校之官，扮演着赐福、消灾与解厄的神性角色。明清以来，三官信仰在官方祭祀中逐渐淡化。在民间社会，三官信仰中的赐福内涵逐渐突出，尤其是三官中的天官作为“赐福财神”得到广泛供奉。人们将天官与禄、寿二星相融合，合称福禄寿“三星”，而三官的考校人间德行罪过善恶的司命职责则转给了灶王爷。

3 佛道兼容的三元节

三官大帝由于是主管赐福、赦罪、解厄的三位神仙组成，与人们日常生活中的祸福息息相关，所以受到社会各阶层的崇拜信仰。六朝以来，三官信仰与我国传统信仰习俗不断融合，从三官的诞辰逐渐发展出佛道兼容的三元节，并普遍流行开来。三元节源于三元日，是我国传统的上元节、中元节与下元节的合称。在三元日产生之前，道教中已经有了三会日的重要时间节点，陆修静在《道门科略》中称“令以正月七日、七月七日、十月五日，一年三会”，即“三会日”。在早期道教信徒的观念中，三会日是断除泰山死籍，请三官神解罪的神圣日子，道教称“天官、地神咸会师治，对校文书，师民皆当清静肃然，不得饮酒食肉”。后来，三会日与三元日逐渐融合，形成三元节。唐宋以降，三元节成为官方、道门与民间社会共同庆祝的重要节日之一。

东晋时期，三官信仰与传统的上中下“三元神”信仰逐渐结合，三官大帝又被称为三元大帝。“三”与“元”都是中国传统哲学中的重要概念，都具有起点、开始、本源的意思。《道德经》曰“三生万物”，“三”具有“化生万物”之意。道经云“元者，本也”，“元”具有开始、起源之意。道教以天、地、水为世界之三元，比如《云笈七签》称："夫混沌分后，有天地水三元之气，生成人伦，长养万物。"东晋时期道书《洞玄三元品戒经》已经出现"三元"的称呼，"三元"与"三官"开始互称，三元日也确定为三官的考校之日。由此，信徒又将三元日定为三官的诞辰。道教分别把天、地、水三官的诞辰定在正月十五、七月十五与十月十五。

魏晋南北朝时期，道教迅速发展，三官信仰进一步流行开来。尤其是天师道北迁之后，三官信仰文化进一步传播到我国北方地区。六朝时期，南方神仙道教兴起，关于三官的道书大量出现，三官信仰进一步兴盛。尤其在斋醮科仪等方面都得到较大发展，以"三官"命名的仪式如三官醮、三官醮筵等广泛流行。礼谢三官的唱词如送天官颂、送地官颂、送水官颂等也大量出现。此外，三元斋成为道教主要的斋醮仪式之一。人们在三元日要举行三元斋，礼谢天地水三官，忏悔罪过。经过道门理论家的改造，祭祀三官大帝的斋醮科仪也陆续被制定。北朝道士寇谦之对天师道进行改革，制定《三元斋品》和《洞真三元品诫仪》等科仪。泰始七年（471），南朝道士陆修静率领信徒修建三元露斋，制定《三元斋仪》，祭祀三官的仪式逐渐规范化、神圣化。三元日既是三官大帝下降人间的考校之日，也是信徒修道、祈福、消灾的日子。道书云"每岁三元大节，诸天各有上真，下游洞天，以观其善恶。人世死生兴废，水旱风雨，预关报洞中"。每到三元节，官方、道门都会建立斋醮，领带信徒诚心祈祷，以求赐福、消灾、免祸。《道学传》记载："茅山人左敦，每到三元斋戒之日，就要到山中石室祈祷。"

唐宋时期，三官信仰在民间社会普遍流行，渗入到社会政治文化生活的各个方面。三元节成为上层士族与下层民众共同庆祝的重要节日。每逢三元节，官府都会休假三日，以让信徒行香、设斋、祈福、洁身、忏悔罪孽。据敦煌文献《大唐新定吉凶书仪》记载："三元日，正月十五上元，七月十五日中元，十月十五日下元……右件上元准令格，各休假三日，下元日休假一日，并宫观行道，设斋，役金龙……降诞日，玄元皇帝降诞二月十五日……并准敕休假一日，行香。"官府还会在三元日禁屠、行道、设斋。《册府元龟》（卷五十三）之《帝王部·尚黄老一》记载：开元二十二年（734）十月十三日，唐玄宗下诏规定："道家三元，诚有科诫，朕尝精意，祷亦久矣，而初未蒙福，念不在兹。今月十四日十五日是下元斋日，都内人应有屠宰。令河南尹李适之勾当，总与赎取。其百司诸厨，日有肉料，变责数奏来。并百姓间。是日并停宰杀渔猎等兼肉料食。自今已后，两都及天下诸州，每年正月、七月、十月元日起十三至十五，兼宜禁断。"

宋朝时期，官府又规定禁止在三元节对犯人进行审问和执刑。据《宋史·苗训传》（卷四百六十一）附子《守信传》记载："淳化二年，守信上言：'正月一日为一岁之首。每月八日，天帝下巡人世，察善恶。太岁日为岁星之精，人君之象。三元日，上元天官，中元地官，下元水官，各主录人之善恶。又春戊寅、夏甲午、秋戊申、冬甲子为天赦日，及上庆诞日，皆不可以断极刑事。'下有司议行。"所以，三元节不管是在政治领域，还是在民间社会都具有重要影响。

旧历正月十五是上元节，亦称上元日。道教称此日为赐福天官紫薇大帝的诞辰。上元日也是我国重要的传统节日——元宵节，又称为观灯节。上元节起源很早，源自先民对天神的祭祀活动。在我国传统岁时习俗中，望日月圆，为月之十五。正月十五为一年中第一个望日，此日象征一年的团圆、幸福、美满与吉祥，是一个非常美好吉祥的日子。在上元日，人们祭祀天神，祈祷一年的平安，这一习俗在汉代时就已经流行开来。佛教传入后，道教又融入了佛教的信仰文化，进一步丰富了上元日的文化内涵。佛教“点灯敬佛”的传统后来逐渐融入民间习俗中，成为“燃灯节”。民间社会也逐渐形成观灯风俗，上元观灯成为重要的民俗活动。道教创立后，信徒又赋予了上元观灯习俗道教的意义，上元日也成为道教的重要节日。融入了佛、道二教内容的上元节内涵更为丰富，活动形式也更为多样。在上元节，道观举行宗教祭祀活动，也以燃灯助兴，吸引香客参观布施。唐朝时期，上元日已经成为官方、道门与民众共同祭祀的大节，许多唐诗中都出现了对三元日的宗教活动的记载，如羊士谔《上元日紫极宫门观州民燃灯张乐》、陆龟蒙《上元日道室焚修寄袭美》、丁泽《上元日梦王母献白玉环》、张仲素的《上元日听太清宫步虚》等诗词中，都描绘了道观在上元日奉行盛大的祭祀法会活动场景。

旧历七月十五是中元节，亦称中元日。道教称此日是赦罪地官清虚大帝的诞辰。七月十五是下半年的第一个望日，是孟秋之时，既是道教的中元节，同时也是佛教的盂兰盆节。民间又把这一天称为“鬼节”，也就是祭祀亡灵的日子，此日也是我国重要的传统节日。中元日起源很早，学界一般认为此日源于古代的祭祖习俗。魏晋以降，佛道二教吸收此节习俗，将其与自身的宗教神话相联系，赋予佛道二教的宗教意义，使其成为佛道二教共同的节日。六朝时期，中元日的佛教色彩相比道教来说更为浓厚，又被称为“盂兰盆节”。隋唐以来，在帝王的提倡崇奉下，本土的道教逐渐占主导地位，此日被赋予更多道教内涵，因此又被称为“中元日”。唐朝时期，此日已经普遍被称为中元日，佛教色彩逐渐淡去。据《唐六典》（卷四）之《尚书礼部·祠部郎中》记载：“三元斋：正月十五日天官为上元，七月十五日地官为中元，十月十五日水官为下元，皆洁身自忏衍罪焉。”在中元日，佛道二教都要举行法事道场，超度亡灵。在道教的宗教阐释中，该日是地官赦罪的日子，佛教也认为此日是超度亡灵、解除亲人在地狱所受倒悬之苦的日子。所以，在此日，信徒会来到道观，为死去的亲人祈祷，希望免除他们的罪责，解除倒悬之苦。据《岁华纪丽》（卷三）的“中元条”记载：“孟秋之望，中气之辰，道门宝盖，献在中元；释氏兰盆，盛于此日。地官考校之元日，天人集聚之良辰。释氏托生，众僧解夏。”中元法会祭祀活动传承至今。在旧历七月十五这一天，北京白云观等各地道观都会举行各类祭祀祈祷活动。

旧历十月十五是下元节，亦称下元日。道教称此日是解厄水官洞阴大帝的诞辰。相比于上元节与中元节，下元节则是较为纯粹的道教节日，其影响力也不及前者。在下元日，道教认为水官会在此日考察人间的功过善恶，录奏天庭，为人解厄。下元日也是道门斋法中规定的修斋日之一。道教认为，凡祈求禳灾、谢罪、延寿、超度亡人、祈福等时，都要举行一定的宗教仪式，需要在特定的日子修斋。所以，在这一日，道观会做道场法事，持斋诵经，信众也会祭祀亡灵，希求水官能排忧解难。《中华风俗志》记载：“十月望为下元节，俗传水宫解厄之辰，亦有持斋诵经者。”下元节又融合了民间社会尤其是农业生产方面的许多祭祀风俗，成为一个祭祀神灵、祈求丰收的节日。宋朝时期，下元节非常流行，官方、道门、民间信众都会在此日举行活动，宋人吴自牧在《梦粱录》中记载：“（十月）十五日，水官解厄之日，宫观士庶，设斋建醮，或解厄，或荐亡。”从整体来看，下元日的影响较小。

宋元以降，道教的三清四御神仙集团塑造完成，三官大帝的神格逐渐降低，成为三清神的下属神，三官信仰也随之走向衰落。但是，在明清时期，三官大帝在民间社会依然拥有广泛的信仰基础。史料记载每到三元日，信徒都会聚于三官殿神像前，忏悔罪过，祈福消灾，

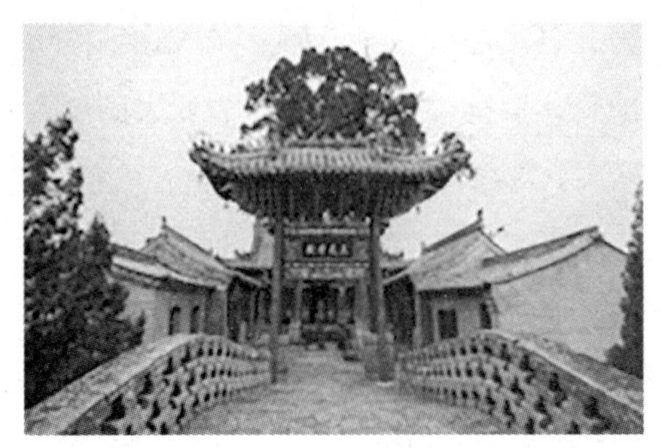

三元考校木牌坊

摄于陕西佳县白云观

顾铁卿在《清嘉录》（卷一）中记载：

> 遇三元日，士庶拈香，骈集于院观之有神像者。郡西七子山有三官行宫，释氏奉香火，至日，舆舫络绎，香湖尤盛。归持灯笼，上御“三官大帝”四字，红黑相间，悬于门首，云可解厄。或有人以小机插香供烛，一步一拜至山者，曰拜香。

在祭祀三官的过程中，也逐渐形成了一些特殊的习俗，比如虔诚的信徒会禁荤食素，称为“三官素”。近代以来，天官作为福神而受到民间信徒的崇奉，天官又被封为“赐福财神”。在民间社会天官又与员外目郎、南极仙翁一起被称为福禄寿“三星”。三官大帝拥有广泛的信徒，祭祀三官的宫观庙宇遍及城乡各地。清朝中期，仅北京一地就有 30 余座三官殿，数量仅次于关帝、观音、真武等庙宇。在我国南方地区如上海等地则更多，村村皆有三官庙。据地方志记载，仅上海一地就有三官堂、三官庙近百座。民国以来，三官信仰逐渐走向衰落，供奉三官的庙宇大量被毁，民间祭祀活动也逐渐减少。

四 北方之神：真武大帝

真武大帝，又称玄天上帝，全称是“镇天真武灵应佑圣帝君”，简称真武，又称玄武、玄帝等。民间一般称其为批发祖师、报恩祖师，简称祖师爷。

真武是道教崇奉的重要天神之一，神格位阶仅次于三清、玉皇等。

真武信仰起源很早，源自原始的星辰崇拜，是人们崇奉的北方守护神。道教创立后，将其纳入道门，奉为北极紫薇大帝麾下的护法神。北宋以前，真武只是传统信仰的“四象”之一，神格位阶较低，是护法神将，属于星辰神范畴，形象为龟蛇合体。宋代以降，真武受到封建统治者的青睐，屡次被加封，逐渐摆脱了龟蛇形象，实现了人格化转变，也从“四象”当中凸显出来，被纳入官方祭祀系统，由护法神将而演变为国家政权的保护神。

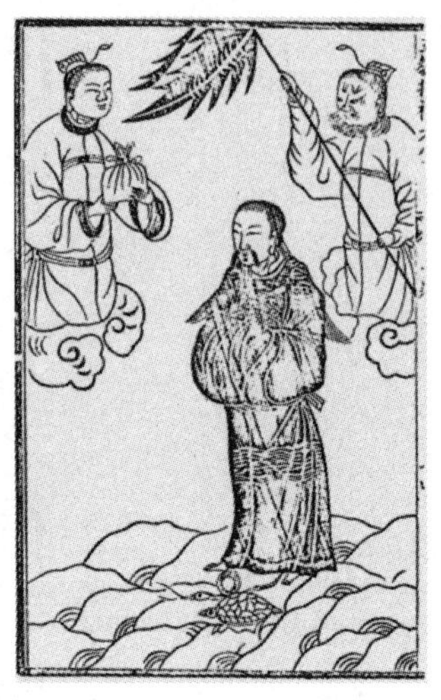

明刻绘图本《三教源流搜神大全》中的玄天上帝

真武大帝在中国有着深厚的信仰基础，供奉真武的宫观庙宇遍及城乡各地，香火极盛，其较大的宫观有湖北武当山金顶、葭州白云山白云观等。尤其是在明朝时期，真武信仰达到鼎盛，上到皇室贵族，下到贩夫走卒，乃至秘密团体无不崇奉真武。在旧历三月初三九月初九，道门与民间社会都会举行盛大的祭祀仪式活动。

1 真武大帝信仰起源

北宋大中祥符年间，宋真宗为了避圣祖赵玄朗之名讳，改称玄武为真武。明宋濂《宋濂全集》记载："宋有天下，尊崇圣祖，以其嫌名玄朗，故改玄为真。""玄武"一词在古代文献中出现得较早，在先秦典籍《楚辞·远游》中就有"召玄武而奔属"之语。东汉王逸《楚辞章句》注"玄武，北方神名"，宋代洪兴祖《楚辞补注》亦称"玄武谓龟蛇，位在北方，故曰玄，身有鳞甲，故曰武"。学界对"玄武"理解不一，有学者认为"玄武"本意是指"龟"，也有学者认为是"龟与蛇"的结合，还有学者将玄武分开来解释，认为"玄"是指"龟"，而"武"则是指"蛇"。总之，玄武是指一种与龟蛇有关的灵物或神兽。在史前时期，人们已经形成星辰崇拜的宗教意识，玄武用来指称北方七宿。

玄武信仰大约起源于西周时期，是先民崇奉的北方之神，属于星辰崇拜范畴。在上古时期，先民对浩渺的宇宙星空怀有敬畏之心，把日、月、星称之为"三光"，出现星辰崇拜的信仰形态。人们对天空中的星体运行产生强烈的神秘感，形成星辰崇拜，后来又发展出星相学、占星术等方术。古代星相学家将黄道（太阳与月亮所经的天区）的恒星分为二十八个星座。战国以来，人们又将二十八个星座按照东南西北的方位分为四组，将每组星辰都用四灵中的一种命名。《尚书·尧典》记载："四方皆有七宿，各成一形，东方成龙形，西方成虎形，皆南首而北尾。南方成鸟形，北方成龟形，皆西首而东尾。"东方七宿形似龙，称为青龙；西方七宿形似虎，称为白虎；南方七宿形似雀，称为朱雀；北方七宿形似龟蛇，称为"玄武"。四组星辰合在一起称为"四象"。

先秦时期，"四象"成为人们崇奉的四方守护神。《礼记·曲礼》："行，前朱鸟而后玄武，左青龙而右白虎。"随着阴阳五行学说的流行，"四象"的"震四方，避不祥"的保护神权能逐渐被崇尚，被奉为四方守护神。

秦汉以来，人们又将"四象"和阴阳、五行、五方、五色与四季相联系，东方七宿之青龙，位在东方，在五行中，东方又代表木，是万物生长的地方，在四季中主春季。西方七宿之白虎，位在西方，在五行中，西方又代表金，在四季中主秋季。南方七宿之朱雀，位在南方，在五行中又代表火，在四季中主夏季。北方七宿之玄武，位在北方，在五行中，北方属于水，在四季中主冬季。北方又代表黑色，所以，玄武又被称为黑帝、北方之神。又由于北方属水，所以，玄武又被称为水神，具有防水防火的神性。

两汉时期，"四象"已经被人们广泛崇祀，不但在人们的日常生活中大量出现，比如在住宅墙壁上绘有"四象"图像，用来保护住宅、驱逐恶鬼等，而且还进入到丧葬礼俗中。比如出土的汉代画像砖、画像石以及墓室壁画中，出现了大量"四灵"的图像。随着汉代神仙思想的发展，"四象"也被视为成仙路上的"使者"，大量画像石表达了"羽人乘四神兽而升天成仙”的想象。“四象”又被称为“四宫”。在《史记·天官书》和《汉书·天文志》中均有关于“北宫”的记载，“北宫”即北方七宿，通常用玄武来指称北方七宿。

两汉时期，玄武被视为四方护卫神之一的北方守护神，神格较低，并没有受到人们的普遍崇奉。道教创立后，吸收传统的民间信仰习俗，将“四象”守护神纳入其崇奉的神谱中，玄武成为护法神将之一。比如葛洪《抱朴子内篇·杂应》称太上老君“左有十二青龙，右

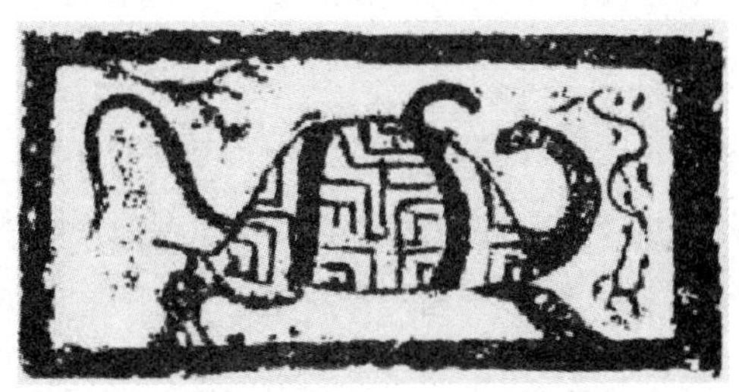

汉代的玄武画像砖

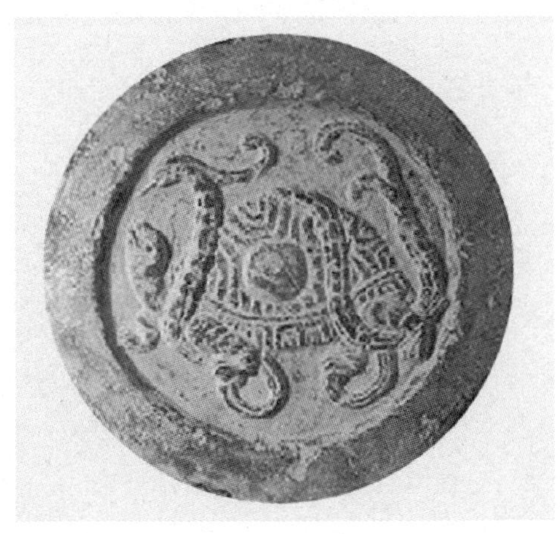

汉代的玄武瓦当

有二十六白虎，前有二十四朱雀，后有七十二玄武”，即真武为太上老君的护卫神之一；后来道教又创作出“四圣”信仰，真武将军与天蓬元帅、天猷元帅、黑煞将军一起得到供奉。

在宋朝以前，玄武的形象一直是龟与蛇的结合，出土的汉代画像砖、画像石以及墓葬壁画等资料中，玄武均为龟蛇合体像。在民间社会，龟与蛇一起显现，被信徒视为真武显圣。

唐代段成式在其笔记小说《酉阳杂俎·续集》中云：“朱道士者，太和八年，为游庐山，憩于涧石，忽见蟠蛇如堆缯锦，俄变为巨龟。访之山叟，云是玄武。”所以玄武的形象在唐朝依然是龟蛇的结合。五代时期，在民间社会依然流传着有人用锄打死龟蛇而得祸的故事，于逖在《灵应录》中云：“沈仲霄之子于竹林中，见蛇缠一龟，将锄击杀之。其家数十口，旬日相次而卒。有识者曰：‘玄武神也。’”

2　宋代以降真武神的崛起

官方祭祀玄武的时间较早，可以追溯到北周时期。唐朝时，已经出现了供奉玄武的专祠，《唐六典》记载："紫宸殿之北面曰玄武门，其内又有玄武观。"此处玄武观供奉的应该就是玄武神。不过，在魏晋隋唐时期，玄武神只是作为北方守护神被官方祭祀。在道教中，玄武的神格也很低，仅仅是中天北极紫薇大帝麾下的护法神而已。

玄武神的广泛流行和地位的崛起始于宋代，而盛极于明代。在宋元明三朝帝王的崇奉加封下，玄武的神格不断提高，职司不断扩大，从一位普通护法神、星辰神逐渐升格为"上帝"级别的天界尊神，成为镇守北方的大将。与此同时，玄武也改名为真武，成为国家政权的保护神。在帝王的崇奉下，供奉玄武的宫观庙宇也大量修建，玄武信仰在民间快速流传开来。传统的龟蛇形象已经不能表达其尊贵神格，于是玄武的形象也开始向人形转变，由原来的龟蛇合体逐渐转变为披发仗剑、脚踏龟蛇的勇猛武将。

北宋时期，北方多个少数民族政权崛起，中原朝廷面临巨大的政治军事压力。赵宋皇帝为了激励士气，抵御外敌，安定人心，缓和内外矛盾，经常与道士合作编造神话，制造多起“神降天书”事件，为自身的统治提供神学依据。宋太祖赵匡胤定都开封后，修建隆观，供奉“四圣”，将其视为国家政权的保护神。真武将军作为“四圣”之一得到供奉。北宋建隆三年（962），河北两路发生严重旱灾，民众饿死大半，朝廷无力救济灾民。传说真武大显灵异，“降赐”粟米十余万石，让民众度过了灾荒，帮助朝廷化解了危机。宋太祖为了感激真武的“帮助”，重修真武宫观，还在内廷修建报恩真武的御容殿。在官方的提倡下，供奉真武的宫观大量修建，而且官府还给予钱粮派遣道士焚修香火；宋太宗继位后，也与道士一起编造神话，开启“造神运动”。真武信仰正是在这样的背景下流传开来的。

宋真宗赵恒是我国历史上有名的崇道皇帝，在位期间大量修建供奉真武的宫观，还不断加封，真武的神格位阶不断提高，真武信仰迅速流行。大中祥符五年（1012），宋真宗追封赵玄朗为“上灵高道九天司命保生天尊大帝”，庙号圣祖，为了避讳，将玄武改名为“真武”。据宋高承《事物纪原》记载，真宗天禧元年（1017），“营中有卒见龟蛇者，军士因建真武堂。二年闰四月，泉涌堂侧，汲不竭，民疾疫者，饮之多愈”。《续资治通鉴长编》也有记载，真宗天禧二年（1018）六月下诏，封真武为“灵应真君”。这是史书关于官方最早为真武加封尊号的记载；北宋中后期，朝廷的内外危机越来越严重，宋徽宗与宋钦宗二帝希望通过加封真武来辅助朝廷抵御外敌，这进一步激发了崇奉真武的热潮。大观二年（1108），宋徽宗下诏制定《真武灵应真君增上佑圣尊号册文》，在封号中加入“佑圣”二字，上尊号曰“佑圣真武灵应真君”。信徒也从此开始用“佑圣”来代称真武，于是真武又被称为“佑圣真君”。政和七年（1117），宋徽宗命令道士林灵素修建真武观，取名“佑圣观”。《文献通考》（卷九十）记载，靖康元年（1126），宋钦宗在真武的封号中又加入“助顺”二字，真武的尊号更新为“佑圣助顺真武灵应真君”。

但是，真武大帝并没有能够保佑宋室。靖康二年（1127），金兵攻破东京（今开封），徽、钦二帝被俘，北宋灭亡。宋室南渡以后，朝廷偏安一隅，但是对真武的热情依然没有减弱，认为能够从中原来到江南也是得到“四圣”的护佑，于是又在临安（今杭州）建四圣延祥观，继续供奉“四圣真君”。宋宁宗赵扩在位时继续加封真武，嘉定二年（1209）（另一说为嘉泰二年，1202年），宋宁宗发诰词，封真武为“北极佑圣助顺真武灵应福德真君”。宝祐五年（1257），宋理宗又加封真武为“北极佑圣助顺真武福德衍庆仁济正烈真君”。在统治者的竭力崇奉加封下，真武逐渐从“四圣”中凸显出来，成为至尊天神。

两宋时期，玄武的官方封号较低，还一直处于“真君”的等级。但是，在南宋后期，道教已经加封玄武“上帝”。道书中出现了用“上帝”来称呼玄武的记录，比如在《真武实录》中称真武为“玄天上帝”。由此，真武的神格由“真君”提高为“上帝”级别。

元朝建立后，帝王对真武的崇奉热情依然没有消减，仍将真武视为政权的保护神。为了笼络汉人，元朝政府也大肆修建祠堂道观崇奉真武。至元六年（1269），元世祖忽必烈下令建造大都（今北京）。在高梁河（今西直门）上出现龟蛇，元世祖召见文武百官问其缘由，官员故意附和元世祖，认为这是真武显圣的吉兆。元世祖也顺水推舟，命人在大都修建大昭应宫供奉真武，称“国家受命朔方，上值虚、危（二宿），其神玄武，其应龟蛇，其德惟水，水胜火，国家其有宋乎”。武当山《大五龙灵应万寿宫瑞应碑文》记载：“世祖皇帝始初营燕都，岁十有二月，龟蛇见于高梁河之上，随诏于其地建造大昭应宫，且兼祭玄武。”徐世隆《元创建真武庙灵异记》也称：“我国家肇基朔方，盛德在水，今天子观四方之极，建邦设都，属水行，方盛之月，而神适降，所以延洪休，昌景命，开万世太平之业者，此其兆欤。”元朝统治者在修建庙宇的同时，还继续为真武加封尊号。大德七年（1303）三月，元成宗命人刻《大元敕封真武诏书碑》，加封真武为“元圣仁威玄天上帝”。由此，真武的封号由“君”上升为“帝”，说明真武的“上帝”尊号最终被官方确认。

在官方与道门的加封和宣扬下，至明朝时期，真武信仰无论在地域分布、庙宇建设、信仰人群以及祭祀仪式等方面，都达到了历史巅峰。祭祀真武的宫观遍及全国各地，信仰人群规模庞大，斋醮科仪也不断完善。洪武三年（1370），明太祖朱元璋诏定岳镇海渎神号，依古定制，去前代一切封号。此次真武的封号也被取消，称“武当真武之神”。朱元璋去世之后，明成祖朱棣发动“靖难之役”。在明成祖起兵和征战过程中，为了激励将士的士气，与谋士道衍（姚广孝）一起制造出真武“显圣”的故事。明人李贽在《续藏书》（卷九）记载：朱棣在起兵祭天时，真武“显圣”：

> 出祭，见被发而旌旗者蔽天。成祖顾公曰：“何神？”曰：“向固言之一吾师，北方之将玄武也。”于是，成祖即被发仗剑相应。

在朱棣登上皇位后，称自己得天下是受到真武护佑的结果。于是在北京修建真武庙，后改名为“显佑宫”。显佑宫是在京九庙之一，由官方主持祭祀，祭祀规格很高。在明成祖的提倡下，全国上下兴起修建真武庙的热潮，在京城的监、司、府、库、厂等机构以及地方州府都建有真武庙，真武信仰在全国各地流传开来。明成祖继续为真武加封尊号，称“北极镇天真武玄天大帝”。

道教称真武最初在武当山福地修炼，功成升天后奉上帝之命镇守北方，“武当”一词即取自“非玄武不能当之”之意。唐末五代时期，道士杜光庭就曾把武当山列为七十二福地之一。历朝皇帝对武当山也多有加封，元大德八年（1304），元成宗封武当山为“武当福地”。明成祖朱棣继位后在武当山重建庙宇，大修武当，以奉祀真武。永乐十年（1412），明成祖令隆平侯张信率领军民20余万人修建武当。前后历时七年，共建成八宫二观、三十六庵堂、七十二岩庙、三十九桥、十二亭，并且在武当山天柱峰顶修建金殿，供奉玄天上帝，金殿以铜为主，饰以黄金。明成祖还宣称自己是真武的化身，据说武当山的真武像也是按照明成祖的模样塑造而成。永乐十一年（1413），重建武当山南岩宫，朝廷赐额“大圣南岩宫”，同时还选派道士数百名常住武当山，焚修香火，定期举行斋醮，兴隆道法，为皇室祈福，武当山庙宇也成了皇家庙宇。永乐十五年（1417），明成祖封武当山为“大岳”，赐名“太岳大和山”。在成祖的带动下，内廷太监、宫女以及藩王、地方官也都捐建真武庙，供奉真武。武当山盛极一时，地位一度凌驾于五岳之上。嘉靖三十一年（1552），明世宗又封武当为“治世玄岳”。

在宋元明三朝统治者的加封下，真武成了扫荡一切妖魔鬼怪的至尊天神，被尊为“荡魔天尊”。在明朝嘉靖年间，真武的封号也达到百字之多，成为道教神仙中封号最多的神仙之一。《万历续道藏》中收录的道书《玄天上帝百字圣号》，将历代官方与道门加封给真武的尊号排成一百字：

混元六天、传法教主、修真悟道、济度群迷、普为众生、消除灾障、八十二化、三教祖师，大慈大悲、救苦救难、三元都总管，九天游奕使，左天罡北极、右垣大将军、镇天助顺、真武灵应、福德衍庆、仁慈正烈、协运真君、治世福神、玉虚师相、玄天上帝、金阙化身、荡魔天尊。

宋元以降，玄武成为官方、道门与民众共同崇祀的北方大神之现象，明朝学者已经开始思考其缘由。谢肇淛在《五杂组》中称：

“真武即玄武也，与朱雀、青龙、白虎为四方之神。宋避讳，改为真武。后因掘地得龟蛇，遂建庙以镇北方。至今香火殆遍天下，而朱雀等神绝无崇奉者，此理之不可晓。”

真武能够得到宋元明三朝统治者的共同青睐，快速崛起，有其特殊的政治地理原因。从先秦开始，真武就被尊为北方守护神，而宋元明三朝的政权都与北方有着密切关系。两宋时期，中原朝廷面临来自北方少数民族政权辽、金的威胁，统治者祈求北方的守护神真武，希望真武能护佑王朝，抵御北方的威胁，使得北方边境安宁。而元明两朝统治者崇奉真武则刚好与宋朝统治者相反。蒙古族兴起于北方，将得天下的功业看成北方神真武护佑的结果，于是也崇奉真武，希望真武护佑自己。明成祖朱棣也起兵于北方，最后夺得天下，也自然认为这是北方神真武护佑的结果。

明清鼎革之后，清朝统治者有意识抑制真武信仰，真武在官方祀典中地位降低，与东岳、城隍之神无异。统治者也只在特定的节日如万寿节等“遣官致祭真武、东岳、城隍之神”，真武并没有享有特殊的“待遇”。而且在清朝时期，官方再也没有为真武加封尊号，官方文献一直称真武为“北极佑圣真君”。总体来看，真武在清代的地位不高。这既与道教自身的衰落有关，也与帝王对道教的防范约束有关。

3　道教对真武的塑造

官方崇奉真武是真武信仰得以盛行的重要因素，不过，真武的形象塑造与神学阐释，则是由道教完成的。道教承袭上古先民的星辰信仰，崇拜星斗，尤其崇拜北斗，认为南斗掌生，北斗管死，人的生死寿夭皆由北斗掌管，人从出生到死亡就是由南斗过渡到北斗的过程。人们朝拜北斗便可以从“死籍”上永远除名，得道成仙，长生不死；为了适应官方与民间的信仰需要，道教在宋元明几百年中逐步提高真武的神格位阶，神化真武，并赋予真武人形外貌。

宋元以来，道门理论家创作了大量关于真武的道书，真武的出身、修道、飞升、职司以及显化“神迹”等逐渐规范化、神圣化与经典化。

宋朝时期创作的关于真武的道书达十余部。在北宋初期，就已经出现了关于真武传说的经书。宋真宗年间，道门理论家在《太上元始天尊说北帝伏魔神咒妙经》的基础上创作了《元始天尊说北方真武妙经》，后世关于真武的经典都受到此经的影响。宋徽宗时期，形成了《太上说玄天大圣真武本传神咒妙经》和《真武灵应真君增上佑圣尊号册文》及《章献明肃皇后受上清毕法箓记》三部经书，并称“三经同卷”。

其中《太上说玄天大圣真武本传神咒妙经》是对《元始天尊说北方真武妙经》的扩充。

元朝时期，道士张守清在《降笔实录》的基础上撰成《玄天上帝启圣录》八卷。《启圣录》的出现，表明道教崇奉真武的理念逐渐成熟，并为官方和民众进一步崇奉真武奠定了理论基础。此后，关于真武的道教经书愈来愈多，比如现存《道藏》中的《玄天上帝说报父母恩重经》《玄天上帝启圣灵异录》《真武灵应大醮仪》《真武灵应护世消灾灭罪宝忏》《大明玄天上帝瑞应图录》《玄天上帝百字圣号》《太上玄天真武无上将军箓》等。

宋代开始，为了满足信徒的心理诉求，官方和道教不断宣扬真武下降“显圣”，制造灵验“神迹”，进一步神化真武。真武显圣的“神迹”故事，在民间社会传播开来。《玄天上帝启圣录》主要收录了宋英宗继位之前的真武显灵“神迹”。另据史书记载，宋仁宗生病后，请道士做法祈求真武，称“真武保明仁德，合展圣寿一纪之数”。在宋仁宗的病痊愈以后，仁宗命令三司礼部在全国搜集真武的灵验“神迹”，收集一百余件，编订成一册，藏于宫廷。由此，真武显圣的“神迹”得到官方认可，真武的人格化塑造彻底完成。

此外，《玄天上帝启圣灵异录》中也记载了大量元朝时期的真武显灵、护佑皇室的“神迹”；《大明玄天上帝瑞应图录》主要收集了明代永乐年间真武显灵、护佑燕王“靖难”以及大修武当时瑞应纷呈的神话故事。明代吴元泰等编纂了神道小说《四游记》，主要宣扬佛道二教的神话传说故事，其中“一记”叫《北游记》，又称《北方真武玄天上帝出身志传》，专门讲述了真武得道后降妖除魔的神话故事。由此，真武显圣 “神迹”在民间社会广为流传。

道教还将真武与教祖太上老君联系起来，赋予真武高贵的出身。

道教称真武是由先天之“始气”所化生，是太上老君的八十二化，是太极大道的别体。《玄天上帝启圣录》云：

> （玄武）乃先天始气，太极别体。上三皇时，下降为太始真人，中三皇时，下降为太初真人，下三皇时，下降为太素真人，黄帝时，下降为太阳之精，托胎于净乐国王善胜皇后，孕秀一十四月，则太上八十二化也。

《太上说玄天大圣真武本传神咒妙经》亦称真武为太上玄元圣祖之化身：“玄元圣祖八十一次显为老君，八十二次变为玄武，故知玄武者，老君变化之身，武曲显灵之验。”

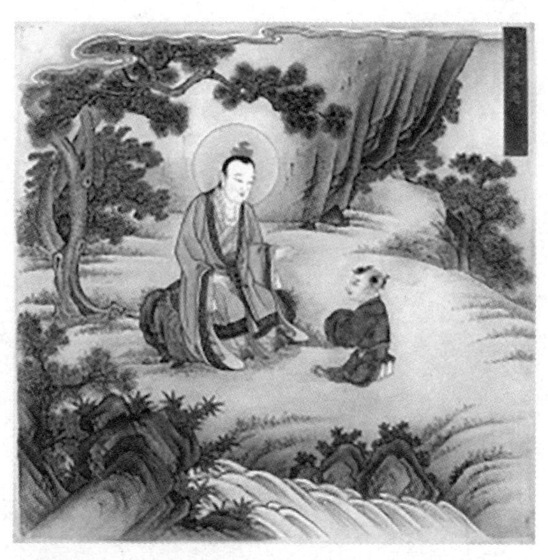

元君授道图

出自明代《真武灵应图册》

在官方与道门的崇奉下，真武实现了人格化转变，从龟蛇合体形象逐渐演变为以人为主体、龟蛇为辅的形象。宋元以来，真武的雕塑和画像呈现的都是“被发黑衣，仗剑蹈龟蛇，从者执黑旗”。在《元始天尊说北方真武妙经》中，真武的形象是“披发跣足，蹈腾蛇八卦神龟”。如今供奉真武的神殿中，真武像一般身材魁梧，容貌慈祥，披头散发，身穿十二章纹帝服，威严端坐，金锁甲胄，脚踏五色金龟，目光如电，作视察三界状。神像旁边还站着金童玉女，负责记录三界的功过善恶。据说真武每月都会下降人间，考察人间功过善恶，扶持社稷江山。道教称真武收妖降魔有功，玉帝封为“镇天玄武大将军”。《玄天上帝启圣录》记载真武越海东游，天帝授予宝剑，此剑是“北方黑驰裘角断魔雄剑，长七尺二寸，应七十二候”。真武的早期象征龟与蛇，也演变为麾下的大将。

4　明清时期官民祭祀礼俗

在历代帝王的加封下，真武的封号已达“上帝”层次，帝王不能再继续为其加封尊号，于是大加奉祀。明朝皇帝在两京（南京与北京）建立真武庙，纳入官方祀典，由朝廷的太常寺主持祭典，祭祀规格相当高。祭祀真武的时间、规格、礼仪以及祭文皆由官方规定，在真武诞辰日三月初三和得道飞升日九月初九，朝廷都要派太常寺官员祭祀。《明史》（卷五十）《礼制四》记载，朝廷在“武当山重建庙宇，两京岁时朔望各遣官致祭，而武当山又专官督祀事”。

地方真武庙多由当地官僚士绅出面倡议、募缘、主持修建，具有一定的官方性。所以，真武信仰比较特殊，既具有其官方上层信仰属性，又具有下层民众信仰属性，是官方信仰与民间信仰的互动。

中国民间对各路神仙并没有严格的区分，只要是神仙，就会赋予其全能的神性，所谓见庙就烧香，见神就跪拜。真武的神性虽然职能也比较复杂，但是其护法神和水神的权能比较突出，因此，北方信徒一般把真武视为保护神，南方信徒则多视为水神。宋元以降，真武进入官方祀典，成为国家保护神。明朝后期，随着商品经济的发展，海上贸易逐渐兴起，真武的方位神与护法神的角色逐渐淡化，水神的职能逐渐凸显，道教又赋予了真武祈雨、镇水、压火等诸多水神职司权能。真武的水神神性源自传统的五行说，北方属水，所以真武神又被称为水神。

玄武的圣诞日与得道飞升日，在宋朝时期已经确定下来。道教称真武的诞生日为旧历三月初三，得道飞升日为旧历九月初九。旧历三月初三既是道教的重要节日，也是民间重要的传统节日之一，古称上巳节。魏晋时期，上巳节就已经固定于三月三日。据道书记载，真武诞生于“开皇元年甲辰三月初三日午时”，得道飞升于“庚寅九月丙戌初九丙寅日”，称真武“得道升真，五龙捧圣，直登天境”。明代学者王逵在《蠡海集》中对真武诞辰于“三月三日”的说法进行了解释，称“一生二，二生三，三生万物，水之气，天一至三而始盛也”。真武得道飞升于九月九日，此日也是我国重要的传统节日重阳节。道教认为偶数为阴，奇数为阳，“九”为大数，是至阳之数，是至尊至吉之数，双九叠加，乃是两阳重合。武当山祖庙以及全国各地的分香庙三月初三和九月初九会举行盛大的祭祀活动，庆祝真武的圣诞和飞升。

北宋时期，真武已经被社会各阶层祭祀，上到王公贵族，下到贩夫走卒，都会祭祀真武。北宋李昭玘在《济州真武殿记》中记载：

> 天禧二年有龟蛇见于都城东南隅，即真武之负足神也。居民不日建堂其上，以表异之……凡神降之日，公侯贵人、宫闱戚里、朝士大夫、闾巷庶人，屏居斋戒，奔走衢路，摩肩击毂，争门而入，岁以为常。

南宋时期，祭祀真武的活动更为普遍。如杭州的佑圣观（即真武观），每遇真武诞日，都会举行祭祀，皇帝也会降赐御香，观内奏天乐，士庶烧香，规模浩大。民间祭祀活动，也逐渐形成了许多习俗，比如组织放生会，在真武下降日念诵《真武经》等。南宋吴自牧《梦粱录》记载：

> 正遇北极佑圣真君圣诞之日。佑圣观侍奉香火，其观系属御前去处，内侍提举观中事务，当日降赐御香，修崇醮箓。午时朝贺，排列威仪，奏天乐于墀下，羽流整肃，谨朝谒于陛前，吟咏洞章陈礼。士庶烧香， 纷集殿庭。诸宫道宇，俱设醮事，上祈国泰，下保民安。诸军寨及殿司衙奉侍香火者，皆安排社会，结缚台阁，迎列于道，观睹者纷纷。贵家士庶，亦设醮祈恩。贫者酌水献花。杭城事圣之虔，他郡所无也。

明朝时期，真武的圣诞日与飞升日成为具有全国影响的节日。明代是真武信仰和武当道教的鼎盛期，四面八方的信徒都会去武当山进香。旧历三月初三正是农闲时节，各地信士都会去武当山朝山进香，规模庞大，达到数万人。在程钜夫的《大元敕赐武当山大天一真庆万寿宫碑》中记载："三月三日，相传神始降之辰，士女会者数万，金帛之施，云委川赴。"陆杰在《敕修玄岳太和山宫观颠末》中亦称："太和振古名山，海内无远无近，罔不赍诚朝礼，揭揭乎若日月之行天，虽昧者知其不诬也。杰见道路十步、五步拜而呼号，声振山谷。亦即登绝顶、瞻玄像则涕泣不已，谓夙昔倾戴，今始一睹，性真感发，至有欲言而不能自达者。"

普通民众对真武也表现出极大的热情，除少数官方庙宇外，多数真武庙其实是靠普通民众的维持。百姓崇奉真武，地方官也会利用真武来安定人心。满人入关以后，道教受到清朝统治者的冷落。但由于道教与民间社会有着重要关系，官方对于道教整体上还只是持防范和控制的措施。所以，真武信仰在清朝逐渐从官方祀典中淡出，但是在民间社会仍然有着很大的影响。清人也曾感慨："览九城之名山，奉真武者十之七八，净乐太子之家祠而户祝之。"

随着真武信仰与民间习俗的融合，真武的神性也发生了改变，国家保护神的角色淡出，行业保护神的角色凸显，被各行各业供奉为行业神，尤其被普通手工业、商业、服务业利用与改造。真武大帝的圣诞日和飞升日融入普通民众的日常生活中，成为民众生活中的重要节日。

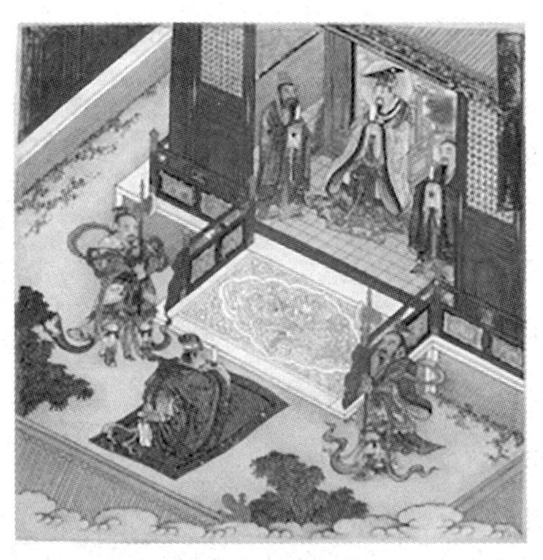

玉陛朝参图

出自明代《真武灵应图册》

五　五岳之宗：东岳大帝

东岳大帝，又称泰山神、泰山君、泰山府君、东岳帝君等，道教全称“东岳泰山天齐大生仁圣大帝”，简称岳帝爷。泰山神信仰源自史前人们对于山岳的崇拜，属于自然崇拜范畴。上古时期，泰山神已经成为一位独立的神，帝王祭祀天地、四方、社稷与山川，泰山神被视为泰山的山神而得到祭祀。春秋以来，泰山在国家政治活动中扮演着重要角色，逐渐成为帝王举行封禅仪式的场所。泰山也逐渐从五岳之中凸显出来，成为“诸岳之宗”。据传说，上古以来封禅泰山的帝王有七十二家，东汉应劭在《风俗通义》中引孔子语：“封泰山，禅梁父，可得而数，七十有二。”

秦汉以降，随着阴阳五行观念与鬼魂观念的流行，民间社会出现了泰山治鬼的说法，认为人死后，魂归于泰山，泰山神也开始从自然神转变成具有主生死权能的人格神。魏晋以来，道教承袭古制，奉祀泰山神，泰山也成为道教的洞天福地之一。

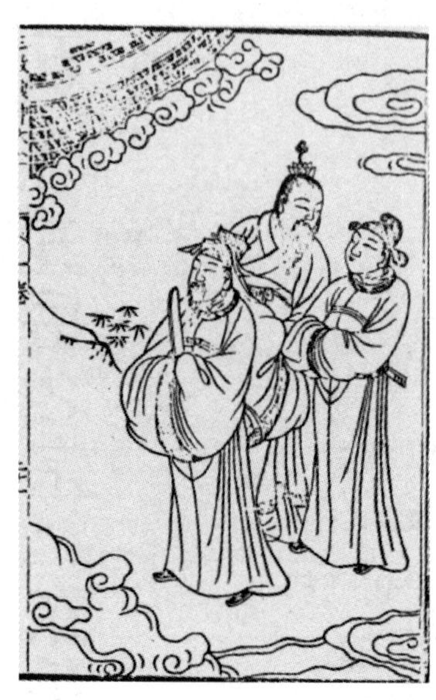
明刻绘图本《三教源流搜神大全》中的东岳大帝

在历代帝王与佛道二教的共同加封宣扬下，泰山神的影响逐渐扩大，职能越来越多，神格也越来越高，成为“大帝”级别的尊神，被尊奉为东岳大帝。泰山神的影响力遍及社会各阶层，具有广泛的信众基础，成为官方、道门与民间信众共同崇奉的神仙之一。

1　东岳大帝信仰起源

在先秦典籍中，已经出现了“泰山”之名，比如《诗经·鲁颂》：“泰山岩岩，鲁邦所瞻。奄有龟蒙，遂荒大东。”泰山又被称为“岱”，《说文解字》云“岱，太山也”，又言“凡言大而以为形容未尽则作太”。在古代，泰山有特殊的地位，被尊称为“诸岳之宗”。《风俗通义》称：“岱者长也，万物之始，阴阳交代……故为五岳之长。”

东岳大帝信仰起源于原始社会时期的自然崇拜，是承袭远古时代的山岳崇拜而来。考古发现，在距今约 6100 年至 4400 年的仰韶文化时期，就已经出现了山岳崇拜，而在大汶口文化中出土的陶尊上，有日月山三形合一的符号图案；在甲骨文中，也有多处先民祭祀大山向山神求雨的记载；西周时期，山神的观念已经非常清晰，《十三经注疏·礼记》（卷四六）“祭法”条认为：“山林、川谷、丘陵能出云，为风雨，见怪物，皆曰神。”孔子曰：“山川之灵，足以纲纪天下，其守为神。”大山既是草木生长之地，也是飞禽走兽聚集的地方，山谷可以兴云致雨。先秦时期，祭祀大山的行为已经非常普遍。《韩诗外传》云：“夫山者，万民之所瞻仰也。草木生焉，万物植焉，飞鸟集焉，走兽休焉，四方益取与焉。出云道风，嵸乎天地之间。天地以成，国家以宁，此仁者所以乐于山也。”

在自然崇拜基础上，逐渐发展出五岳信仰观念。山岳观念形成较早，在《山海经》中已有人们“祭岳”的记载。西周时期，周天子在天下中央四方九州各选一座名山，称为“九镇”，然后又选择四大川与四方配合，称为“四渎”，逐渐形成了“三山五岳四渎九镇”的祭祀形态。“三山五岳”地处我国东南西北中，地势险峻，风光秀美，帝王将其视为国家疆域的象征，对于山岳的祭祀礼仪也有严格规定，祭祀活动逐渐制度化、规范化与等级化。周天子与各诸侯祭祀的山川有别，《礼记·王制》记载：“天子祭天下名山大川，五岳视三公，四渎视诸侯。诸侯祭名山大川之在其地者。”在“普天之下，莫非王土”

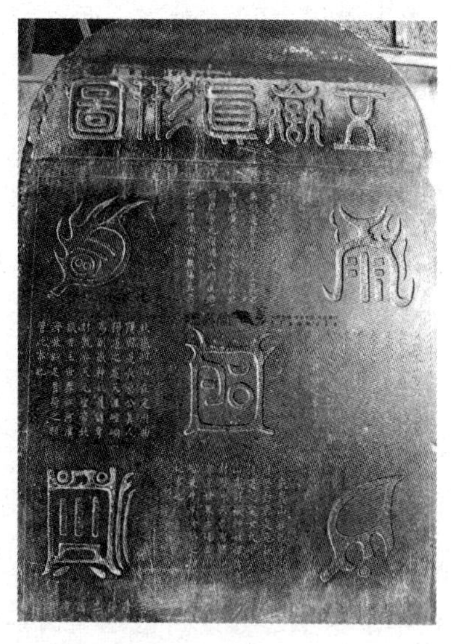

五岳真形图碑

位于河南登封市嵩山中岳庙内

的原则下，周天子可以祭祀天下所有的名山大川，而诸侯则只能祭祀其封地的山川。秦汉时期，已经形成了五岳庙祀，汉武帝颁布诏书命名“五岳”，祭祀五岳成为定制。

祭祀山岳的礼仪也与古代天子的巡狩有关。巡狩，亦写作巡守，又称巡省、巡幸、巡游等，是古代帝王巡视地方与边疆的政治活动。巡守的目的是为了威服四方，强化部落之间的政治联盟，宣誓一种政治存在，象征意义居多。在“天子非展义不巡狩”观念的影响下，巡守活动也逐渐制度化和礼仪化。《礼记·王制》中对于天子巡守的目的、时间、次序与礼仪有着详细阐述：

> 天子五年一巡守。岁二月，东巡守，至于岱宗，柴而望祀山川；觐诸侯；问百年者就见之。命太（大）师陈诗，以观民风；命市纳贾，以观民之所好恶，志淫好辟；命典礼考时月，定日同律，礼乐、制度、衣服正之。山川神祇，有不举者，为不敬；不敬者，君削以地。宗庙有不顺者，为不孝；不孝者，君绌以爵。变礼易乐者，为不从；不从者，君流。革制度衣服者，为畔；畔者，君讨。有功德于民者，加地进律。五月，南巡守，至于南岳，如东巡守之礼。八月，西巡守，至于西岳，如南巡守之礼。十有一月，北巡守，至于北岳，如西巡守之礼。归假于祖祢，用特。

据此，天子巡狩的主要目的是“观民风，考礼仪，正法度，同律历，稽时月”，进而实现政治道德教化，加强国家统一，同时也是一种权力的宣示，所以政治意义居多。在天子巡狩的过程中，也与山岳祭祀相结合。在这一时期，东岳泰山与其他山岳还是并列在一起的，只是巡守的时间与先后顺序不同而已，祭祀的礼仪规格都是一样的，并没有表现出特殊的意义。虞夏时期，天子五年一次巡狩。到西周时则十二年一次巡狩。巡狩的时间顺序则是二月至东岳，五月至南岳，八月至西岳，十一月至北岳，表现出时令与方位的对应。由此可见，在天子巡守阶段，泰山的特殊地位尚未凸显出来，与其他“三岳”处于同等的地位。

东岳泰山上升为五岳之宗，源于后来的封禅大典。封禅仪礼是在原始自然崇拜的基础上，由部落首领祭祀泰山发展而来。封禅大典是隆重的国家宗教祭祀典礼，也是政治神学大典，具有重要的政治象征意义。司马迁《史记》叙述了远古黄帝等七十二君君王封禅泰山之事，并引用《管子·封禅篇》言：

> 古者封泰山禅梁父者七十二家，而夷吾所记者十有二焉……皆受命然后得封禅。

唐代张守节《史记正义》解释“封禅”：“此泰山上筑土为坛以祭天，报天之功，故曰封。此泰山下小山上除地，报地之功，故曰禅。言禅者，神之也。”“封”即是在泰山顶上筑一圆丘，密封玉牒祝文，以祭天。而“禅”则是在山下筑一方坛，以祭地。东汉《白虎通》云：“天以高为尊，地以厚为德。”“封”即是“增高”，增高以报天；“禅”即是“广厚”，广厚以报地。所以“明天地之所命，功成事遂，有益于天地，若高者加高，厚者加厚矣”，目的是“报天之功”“报地之功”“报群神之功”。

君王在泰山祭天的传统起源很早。在大汶口文化时期，就有借泰山之高以祭天的说法。后来人们继承了这一传统祭祀仪礼。春秋时期，齐鲁的一些儒生认为泰山是天下最高的山，距“天”最近，君王应登顶去祭祀天神，彰显自身统治上承天命、受命于天。战国开始，泰山成为君主告成于天、举行封禅大典的圣地。当然，帝王到泰山举行封禅大典也是有条件的。《五经通义》称：“易姓而王，致太平，必封泰山，禅梁父，何？天命以为王，使理群生，告太平于天，报群神之功。”一般而言，“易姓称王”即新的政权建立后，皇帝都需要举行封禅大典，彰显自身受命于天；再者是天下太平，人民安居乐业，有祥瑞出现，或者是帝王功高德厚者，也可以举行封禅大典。《史记·封禅书》记载，从上古伏羲氏到周朝，七十二家封禅泰山，其中著名的有炎帝、黄帝、颛顼、尧、舜、禹、汤、周成王等。但是，史学家们对于“七十二家”封禅之说一直存有异议，可以确定的是，具有确切时间记载的封禅大典共有 13 次。

秦始皇是有确切记载的第一个到泰山封禅的帝王。始皇帝嬴政即位的第三年，即秦始皇二十八年（公元前 219），东巡郡县，率领群臣登上泰山，借用祀雍上帝的礼“封泰山，禅梁父”，刻石记功。秦始皇去世的第二年（公元前 209），秦二世胡亥再次率领群臣登上泰山之顶，在秦始皇刻石的背后再次刻石，以颂扬秦始皇的不朽基业。秦始皇举行封禅活动，是为了彰显自身的丰功伟绩，告成天下，使四海臣服。此后，泰山也就成为历代帝王告成天下的封禅圣地，成了帝王受命于天、治理天下的合法性保证。汉朝建立后，统治者继续封禅泰山。元封元年（公元前 110），汉武帝刘彻首次封禅泰山，终其一生，曾经八次前往泰山。东汉时期，封建帝王继续这一传统，建武三十二年（56），光武帝刘秀以“受命中兴”的理由率领群臣登上泰山，举行封禅大典。在魏晋南北朝时期，由于大混乱大分裂的局面，帝王的封禅活动停止。

唐朝建立后，中国历史又迎来了大一统的时期。麟德二年（665），唐高宗率领文武百官与武则天一起封禅泰山。开元十三年（725），唐玄宗用乾封旧制仪礼封禅泰山，之后又加封泰山神为“天齐王”；北宋大中祥符元年（1008），宋真宗到泰山举行封禅大典，封泰山神为“天齐仁圣帝”。宋真宗是最后一个封禅泰山的皇帝。之后的帝王们取消了封禅泰山的典礼，泰山的地位逐渐降低。明清以来，皇帝最多派遣官员致祭泰山。

当然，帝王举行的封禅典礼本质上是对天、地的祭祀，泰山作为一个自然实体，只是举行祭祀仪式沟通天人的场所。因此，封禅典礼不能视为对泰山神的祭祀。但是，在封禅过程中，泰山的特殊地位逐渐凸显出来，在国家政治生活中扮演了重要角色，泰山神也逐渐开始扮演沟通人间社会与上天的使者角色，逐渐实现人格化转型。

泰山所以成为封禅之地，既有重要的历史文化原因，同时也与其自然地理条件有关。从自然地理条件来看，大山耸立云霄，似乎是与“天”最接近的地方，甚至人们把大山想象成天柱、天梯，天上的神仙是通过山而上下行走。先秦时期，泰山被称为“天齐”，即“天之肚脐”。如果仅仅从高度来看，泰山并不足以成为五岳之首。但是泰山所处的位置比较独特，位于黄河中下游平原，南侧是广阔的平原，其主峰有高入云霄的即视感，被誉为“东天一柱”。泰山与“天”相齐，帝王号称受命于天，通过祭祀天帝而象征成为天子，代表上天管理子民。再者，泰山独特的政治文化地位与其所处的齐鲁文化圈有关。春秋战国时期，齐鲁地区经济发达，文化繁荣，诞生了孔子、孟子等诸多哲人，祭祀泰山的礼仪保存得较为完整。孔子也经常自况泰山，如以泰山、梁木喻己，曰“泰山坏乎，梁柱摧乎，哲人萎乎，因以涕下”，进一步为泰山注入深刻的文化内涵。正是基于上述自然和社会文化原因，泰山在五岳中的地位逐渐凸显，成为天下第一山。

战国时期，随着神仙思想的兴起，泰山也成为术士们梦想成仙的地方。秦汉时期，大批方士到泰山去修道求仙。汉武帝曾先后七次到泰山祭天，以为登上泰山，可以见神人，求长生，万寿无疆。《太山镜铭》云："上泰山，见神人，食玉英，饮澧泉，驾蛟龙，乘浮云，白虎引兮直上天。受长命，寿万年。"魏晋以降，道教承袭这一传统，也把泰山神纳入其崇奉的神仙谱系中。在《真灵位业图》中，陶弘景把东岳大帝排在玉清元宫之第二尊位。道教将仙境之说与泰山神信仰相结合，视泰山为神仙所居的洞天福地，是道士理想的修行之所。六朝道书《茅君传》云："仙家凡三十六洞天，泰山周回三十余里，名三官空洞之天。"道学家还将泰山列为三十六洞天中的第二洞天，司马承祯在《天地宫府图·三十六小洞天》中云："第二，东岳泰山洞，周回一千里，名曰蓬玄洞天，在兖州乾封县属，山图公子治之。"

正是在先民的山岳崇拜，帝王的巡守和封禅大典，以及道教洞天福地之说的影响下，泰山神信仰成为中国重要的信仰之一，泰山也在中国政治文化与宗教信仰领域占有重要地位。

2　东岳大帝的身世传说

在民间社会与道教文献中，关于东岳大帝的身世传说众多，显示了不同群体在不同时期对于东岳大帝的理解与诠释。关于东岳大帝的身世，主要有太昊说、天孙说、盘古化身说、金虹氏说、上清真人说以及黄飞虎说等。

在道教文献中，“金虹氏说”一直占有正统地位。明清时期，随着神道小说《封神演义》在民间社会广泛传播，民间又认为东岳大帝是源自传说人物黄飞虎，于是，明清时期的部分东岳庙中也融入了黄飞虎的因子。

第一种身世传说，关于东岳大帝是太昊氏。此说见于六朝道书《元始上真众仙记》：“太昊氏为青帝，治岱宗山。颛顼氏为黑帝，治太恒山。祝融氏为赤帝，治衡霍山。轩辕氏为黄帝，治嵩高山。金天氏为白帝，治华阴山。”道教创立后，道学家将五方、五帝与五岳相融合，将太昊氏与颛顼氏、祝融氏、轩辕氏、金天氏并列，同时又与五色相结合，构造出青帝、黑帝、赤帝、黄帝与白帝，五帝分别治理五岳。这种说法也被后来的道教文献承袭。《洞渊集》云：“太昊为青帝，治东岱，主万物发生。”道教关于泰山神是太昊氏这一观念，显然带有史前自然崇拜与祖先崇拜的特征，将泰山神与史前的氏族头领联系起来，属于早期氏族文化的遗存。

第二种身世传说，关于东岳大帝是天帝之孙。在封禅典礼和魏晋以来家世观念的影响下，道教将东岳大帝说成是“天帝之孙”。几千年来，有“泰山安则四海皆安”之说。在天子巡守封禅的影响下，泰山信仰逐渐与天地信仰相联系。人们逐渐视泰山神为天帝之孙，泰山神也成为沟通上天与人间社会的使者，主管王朝更替、稳固江山、通达天庭、固国安民，成为国家政权的保护神。魏晋以降，门阀士族社会形成，世家大族普遍重视家世，家世观念也投射到道教神仙信仰中。道教为了彰显东岳大帝的尊贵身份，把东岳大帝说成是天帝的子孙。《孝经援神契》称：“泰山，一曰天孙，言天帝之孙也。”后来的神道小说《三教源流搜神大全》也承继此说，称泰山是“群山之祖，五岳之宗，天帝之孙，神仙之府也”。

第三种身世传说，关于东岳大帝是盘古的化身。《述异经》云：“昔盘古氏之死也，头为四岳，目为日月。”这种说法也为民间社会接受，民间也有类似将东岳大帝视为盘古化身的传说。人们认为盘古死后，头为东岳，腹为中岳，左臂为南岳，右臂为北岳，足为西岳，血液变为河流湖泊，双目变为日月，身体变为山河大地。盘古开天辟地的神话传说流传很早，六朝时期，道教也附会民间神话传说，将盘古真人视为道教的最高神，所以，道教为了推崇东岳大帝，将其阐释为盘古的化身。

综合来看，以上三种身世传说的共同之处是，都认为东岳大帝的身世与创世的至高天神有关。太昊氏说、天帝之孙说，或者是盘古化身说，其实并无本质区别，无非是要表示泰山神尊贵的身份。

第四种身世传说，则是道教信徒对泰山神的道教化阐释。唐朝时期，由于政治原因，道教被尊为国教。开元年间（713—741），道士司马承祯上书唐玄宗，称“今五岳神祠，都是山林之神”，认为五岳皆有神仙洞府，上清真人降任其职，山川风雨、阴阳气序都是由上清真人治理，于是唐玄宗敕令五岳立真君祠。显然，所谓的“山林之神”就是自然神之意，具有浓厚的原始宗教色彩。于是，司马承祯将五岳之神道教化、神仙化。司马承祯《天地宫府图》中，也有关于十大洞天、三十六小洞天以及七十二福地的记载。三十六小洞天中的第二洞天就是东岳泰山洞天。泰山洞天周围一千里，被称为“蓬玄洞天”，由山图公子治理。《文献通考·郊社》称，五岳兼有洞府，上清真人降任其职。所以上清真人说与山图公子说，是道教意图将山神改造成道教仙真的结果。

道教吸收了各种说法，尤其吸收了盘古说与天帝之孙说，为东岳大帝构造了完整的身世传说。在道教文献经典中，东岳大帝来源于金虹氏的说法流传最广。金虹氏说起源于托名东方朔的神话志怪小说《神异经》。

《三教搜神源流大全》引用《神异经》云：

> 昔盘古氏五世之苗裔曰赫天氏，赫天氏（子）曰胥勃氏，胥勃氏（子）曰玄英氏，玄英氏子曰金轮王。金轮王弟曰少海氏，少海氏妻曰弥轮仙女也。弥轮仙女夜梦吞二日，觉而有娠，生二子，长曰金蝉氏，次曰金虹氏。金虹氏者，东岳帝君也。金蝉氏即东华帝君也。金虹氏有功在长白山中，至伏羲氏封为太岁，为太华真人，掌天仙六籍，遂以岁为姓，讳崇。其太岁者，乃五代之前无上天尊所都之地，今之奉高

是也。其后乃水一天尊之女也，至神农朝，赐天府都官，号名府君。

这种说法不仅将东岳大帝的身世和职能尊贵化，还编造了东岳大帝详细的家世谱系，影响最为广泛。由此，泰山神被彻底人格化。

宋明以来，东岳大帝在民间社会的影响力越来越大，其身世又出现了民间版的黄飞虎说。明朝中后期，随着商品经济的发展，出现了大批通俗小说，并借助印刷业的发展快速流传开来。将东岳大帝视为黄飞虎的说法主要出现于明朝后期，起源于《封神演义》。该小说讲述了商朝末年武王伐纣的故事。商纣王不理朝政，荒淫无度，霸占了部下黄飞虎的妻子。黄飞虎一怒之下，带领自己的属下及家人投奔了周武王，一起讨伐纣王。在灭商的过程中，黄飞虎不幸战死。灭商之后，姜子牙封黄飞虎为东岳之首，掌管十八层地狱与人间吉凶福祸。黄飞虎之说虽然没有得到官方和道教的认可，但是由于通俗小说《封神演义》的传播，在民间一直较为流行。明清时期的东岳庙建筑也融入了大量关于黄飞虎的故事，民国乃至当代的东岳庙中，壁画、版画、泥塑、石雕等都与《封神演义》中的故事有着重要关联。

经过官方和道教的塑造，传统的泰山神逐渐褪去了“山林之神”的自然特征，实现了人格化、神仙化与帝王化的转变，成为至尊的东岳大帝。

泰山神在实现了人格化转变以后，自然也就具有了凡人的“七情六欲”。所以，信徒还按照世俗社会的伦理习俗，为泰山神取姓氏、定名讳、娶妻生子。由于东岳大帝是至尊之神，于是，信徒又仿照世俗社会的帝王礼仪，他的妻子也被封为“淑明坤德帝后”。民间还传说东岳大帝与妻子育有五子一女，其中第三子被封为威雄大将军、炳灵侯，北京东岳庙中，依然建有祭祀炳灵侯的神殿。民间也有传说东岳大帝的女儿嫁为西海之妇。当然关于东岳的女儿，在民间社会广泛流传的，则是后来成为香火遍及北方的泰山女神——碧霞元君。

3　东岳大帝的职司演变

在不同崇奉群体的塑造下，东岳大帝的职司也不断丰富和多元，兼具多重神性权能，比如国家保护神、地狱的审判者、生命化育神等。在先秦自然崇拜阶段，泰山神被视为泰山的山神得到祭祀。两汉时期，随着阴阳观念与鬼魂学说的兴起，泰山主管鬼魂的观念也开始出现，泰山神开始了从自然神向人格神的转变。在官方的不断加封下，泰山神的神格逐渐提高，逐步帝王化，成为“上帝”级别的至尊之神。秦汉以来，泰山神的神性权能沿着官方、道门与民间信众多条线索演进，其职能逐渐增多。

从官方角度来看，泰山神一直被视为政权的保护神，是上天与人间沟通的使者，受命于天，协助帝王治理天下，被冠以“大帝”的封号，受到历代帝王的崇奉祭祀，被列入国家祀典中。最高统治者（天子）独享祭祀的权力，普通人不得染指。先秦时期，泰山就已经成为君王举行封禅大典的重要场所，为日后神化泰山神奠定了基础。从战国到唐宋时期，泰山一直是帝王举行封禅祭祀大典的地方。随着帝王不断到泰山封禅告祭，泰山神也不断被官方加封，神格越来越高，最终被封为“东岳大帝”。汉明帝时，泰山被加封为“泰山元帅”。唐朝垂拱二年(686)七月，武则天封泰山神为“神岳天中王”。万岁通天元年(696)，又封泰山神为“天齐君”。开元十三年(725)，唐玄宗封泰山神为“天齐王”。

宋代开始，泰山神的封号由“王”上升为“帝”。北宋时期，为了镇服四海，宣扬国威，缓和国内矛盾，宋真宗与道士一起导演“降神”的闹剧。大中祥符元年（1008），宋真宗亲自去泰山“接天书”，举行封禅仪式，给泰山神加封尊号，诏封泰山神为“仁圣天齐王”，同时修饰庙宇宫殿，规定在泰山周围七里之内禁止樵采。大中祥符五年（1012），宋真宗又为泰山神加封“帝号”，称“东岳天齐仁圣帝”。由此，泰山神终于实现了人格化、国家化、帝王化，其人间帝王形象塑造完成。

元朝虽然是北方少数民族建立的政权，但是在崇奉东岳大帝方面也是有增无减，不断为其建庙、加封。至元二十八年（1291）春，元世祖加封泰山神为“天齐大生仁圣帝”，遣官致祭，特别融入了蒙古族的祭祀礼仪。元世祖还在大都（今北京）兴建东岳仁圣帝宫，成为北方东岳大帝最大的行宫。在元朝统治者的崇奉下，东岳大帝的信仰群体进一步扩大，不再局限于汉人群体，蒙古人、色目人等少数民族也开始奉祀东岳大帝。泰山神也正式被称为东岳大帝，东岳行宫也在各地修建，一般州郡都要修建东岳行祠，供奉东岳大帝。

唐宋以来，帝王不断为“五岳”等加封帝号，儒生们对此一直持有异议。明朝建立后，明太祖朱元璋采纳了儒生的说法，依古定制革新礼制，削去五岳的历代帝王封号。洪武三年（1370），明太祖朱元璋下诏“定岳镇海渎诸神之号”，削去泰山神历代帝王封号，只称“东岳泰山神”。关于明太祖革除泰山历代帝王封号的原因，在《明太祖封东岳泰山神碑》中有详细的解释：

> 因神有历代封号，予起寒微，详之再三，畏不敢效。盖神与苍穹同始，灵镇一方，其来不知岁月几何。神之所以灵，人莫能测。其职受命于上天后土，为人君者何敢预焉！惧不敢加号，特以“东岳之神”名其山。

宋真宗后，帝王到泰山封禅的仪式也取消，再无帝王举行封禅大典。总之，明清以来，泰山神的政治色彩逐渐淡化，逐渐从官方祭祀中淡出，尊号也未再加封。泰山神不再被冠以帝号的称呼，其自然神的面目逐渐恢复，人格化的“东岳大帝”又回归了自然神的“东岳泰山神”。但是，自宋元以来，东岳大帝已经在民间社会产生了广泛的影响，民间信徒依然将其称为东岳大帝。

祭祀泰山神是最高统治者的特权，是至高无上权力的象征，新的王朝都会利用祭祀泰山来宣扬“君权神授”的观念，进而彰显“受命于天”的合法性。综合来看，统治者对于泰山神的崇拜和祭祀主要经历了四个历史阶段：第一个阶段为远古先民的大山崇拜阶段，此阶段是完全的自然崇拜阶段；第二阶段为部落联盟首领的燔柴望秩阶段，在此时，正式的国家形式尚未形成，主要是部落联盟祭祀山川，泰山信仰进入共同体奉祀阶段；第三阶段为帝王的封禅阶段。从秦始皇开始，一直到宋真宗，有为的封建帝王都会在泰山举行封禅大典。封禅大典虽然是祭祀天地的仪式，但是泰山的独特地位也得到凸显；第四个阶段为明清时期的遣官致祭阶段。这一时期，朝廷虽然停止了封禅活动，但是泰山神在国家的政治生活中依然享有独特的地位，皇帝依然会遣官致祭。

从道教与民间的角度来看，泰山神是职掌生死的地府之神。泰山是人们追求长生成仙的理想之地。道教又赋予泰山神兴云致雨、生发万物、延年益寿与化育生命等神性职能。民间社会则将泰山视为治鬼之所，泰山神也成为冥府之王，统领鬼魂，管理人的生死寿夭，是惩恶扬善、主生主死的正义之神。汉代以来，阴阳五行观念逐渐与山神崇拜信仰融合起来，泰山神掌生死之说开始流行。《说文解字》云“東，从日，在木中”，太阳从树木中升起，带来光明与温暖，兴风化雨，润泽大地，哺育万灵。古人认为东方属木，木为青色，象征着生命，天地大德曰生，木德承天，万物复苏，阴阳始动。泰山居于东方，东方是太阳升起的地方，草木旺盛，象征着生机勃勃、万物生长，所以泰山主生。生与死相对，主生也必然伴随着主死，所以泰山神掌管一切生杀大权，被赋予主生主死的职能。道教认为泰山神招人魂魄，人死后魂归泰山，泰山成为幽冥地府，泰山神则成为幽冥地府的主宰。倪思宽在《二初斋读书记》（卷五）中记载：“万物之始，阴阳交代，后世泰山治鬼之说，实造端于此。”

泰山神掌管鬼魂的观念出现较早，大约起源于汉魏时期。顾炎武在《日知录》中称：“尝考泰山之故，仙论起于周末，鬼论起于汉末。”东汉纬书《孝经援神契》记载：“泰山，一曰天孙，言为天地孙也。主招人魂魄，东方万物始成，知人生命之长短。”有关泰山神管理阴曹地府的文献记载很多，在当时的民歌、道经以及后来的出土文献中都大量记载。《后汉书·乌桓鲜卑列传》记载：“中国人死者，魂归于岱（泰）山地也。”两汉时期，泰山神的职能就是主生主死、召人魂魄、管理人的死后世界。考古发现，汉代镇墓文中就有“生属长安，死属泰山”的记载。比如在1935年，山西同蒲路开工时出土了一件陶盆，盆内载有“黄神生五岳，主生人录，召魂召魄，主死人籍”的文字。

佛教传入中国后，佛教的“地狱说”与我国传统判官制度相结合，造出泰山冥府的信仰观念，泰山神演变成地府之神。佛学家也把佛教的“地狱”一词译为“泰山”，可见泰山治鬼说已经广泛流行。

魏晋南北朝时期，泰山神又被称为“泰山府君”。随后，泰山神的神格一分为二，分出东岳大帝与泰山府君两位神仙。东岳大帝因官方的加封崇奉而至高无上，成为官方崇奉的至尊天神，近似于天帝，不再适合拘役魂魄、审判罪行、入狱施罚等阴间判官的角色；泰山府君则成为东岳大帝属下的一名判官，成为冥府的管理者，承担主治鬼魂的职司。北宋以降，城隍信仰兴起，城隍庙在各州县大量兴建，城隍神也具有管理冥府的职能，也成为东岳大帝的下属神。

道教创立后，承袭汉代以来泰山治鬼的说法，融合了自身的司命理论，将泰山看作阴间地狱，发展出泰山神统领鬼兵、主治生死的职能。六朝时期，托名东方朔的《洞玄灵宝五岳古本真形图》云：“东岳泰山君，领群神五千九百人，主治死生，百鬼之主帅也，血食庙祀宗伯者也。俗世所奉鬼祠邪精之神而死者，皆归泰山受罪考焉。”道士在举行斋醮科仪时，也经常把泰山神视为主管鬼魂的神仙来祭祀。南宋时期，道书《道门定制》（卷二）之《申东岳状》记载：“谨具状申闻东岳天齐仁圣帝……乞体行符命，告下有司，释放亡魂来临法会，庶令幽爽得遂超生。”此外，随着官方对泰山神的不断加封，道教也赋予泰山神更大的权能。道经《元始天尊说东岳化身济生度死拔罪解冤保命妙经》云：

> 泰山元帅累朝节封东岳大生天齐仁元圣帝，气应青阳，位尊震位，独居中界，统摄万灵。掌人间善恶之权，司阴府是非之目，案判七十二曹，刑分三十六岳，惩奸罚恶，录死

注生，化形四岳四天圣帝，抚育六合万物群生。

虽然东岳大帝在秦汉时期还只是掌管鬼魂的阴王，但是道教则赋予其掌管人间善恶、录死注生的权能，使其成为天界尊神。

随着东岳大帝逐渐成为帝王神，信徒也开始仿照现实的行政官僚机构，给东岳大帝设置下属“衙门”，为其设立七十二司，随时听候东岳大帝的调遣。七十二司作为东岳大帝的下属部门，与古代官方的各级行政衙门类似。当然，“七十二”只是一个概数，并不是一个确切的数字。陶弘景在《真灵位业图》中称“鬼官有七十五职名，显者凡百一十九人”。吕元素在《道门定制》中也称“地府七十二司圣位”。在《东岳大生宝忏》中，东岳大帝的下属判官则为七十五名。近代以来，东岳大帝的下属部门最终定为“七十二司”。在北京东岳庙的正殿两侧完整地建有七十二司，如取人司、催行司、索命司、推勘司、都签押司、较量司、督察司、地狱司、胎生司、卵生司、飞禽司、水族司、生死司、勾生死司、还魂司、注生贵贱司、所生贵贱司、速报司、见报司、子孙司、积财司、僧道司等。从七十二司的名称可以看出，其职能大多与人的生死有关。

4 宋元以来的东岳庙会

宋元以来，在官方与道教的崇奉下，民间祭祀东岳大帝的活动更为流行。东岳大帝祖庙位于泰山岱顶，始建于汉朝，但是分香天下，全国各地都有东岳大帝的“行宫”。《大宋国忻州定襄县蒙山东霍社新建东岳庙碑记》云：大中祥符三年（1010），河东居民认为去泰山进香奉祀路途遥远，多有不便。于是上书奏请宋真宗皇帝，希望能够在本地兴建东岳大帝行祠。宋真宗敕曰“越以东岳地遥，晋人然备蒸尝，难得躬祈介福。今敕下从民所欲，任建祠祀”。自此以后，在官方的引导下，各地信徒也模仿皇帝的“行在”制度，在全国各地大肆兴建东岳大帝“行宫”，东岳庙遍及北方各州县。赵宋南渡后，又把东岳大帝信仰带到南方地区。

上古时期，先民对于神的祭祀只有牌位，还没有神像。东汉年间，佛教传入后，信徒开始设置神像。南北朝时期，泰山神已经开始人格化，信徒开始塑造泰山神神像。史书记载，隋文帝曾下诏“敢有毁坏岳渎神形者，以不道论”。宋元以降，泰山神逐渐帝王化，信徒也开始按照人间帝王的模样为其塑像。走进东岳庙，岱岳殿中央矗立着一尊类

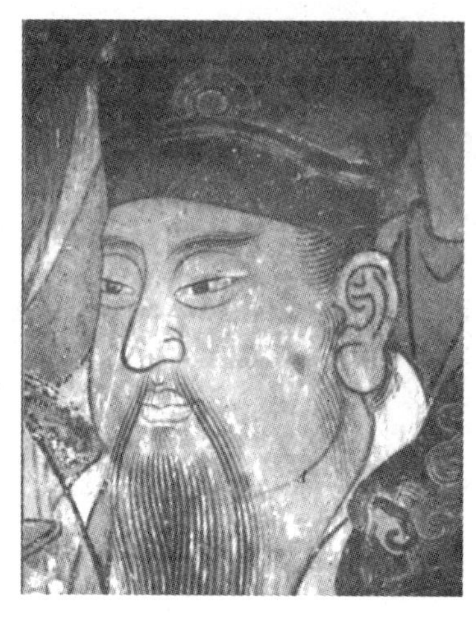

东岳大帝画像

山西芮城永乐宫元代壁画

似于人间帝王的神像——东岳大帝，是信徒根据秦汉帝王形象塑造而成。在神像两边站立着金童玉女，正殿两廊布置有七十二司，随时听候东岳大帝的调遣，俨然就是人间帝王的形象。

旧历三月二十八为东岳大帝圣诞日，据传此日为宋真宗钦定。官方、道门与民间社会都会在此日举行规模不等的庆祝祭祀活动，进而逐渐形成东岳庙会。庙会源于古代的宗教祭祀礼仪。东汉年间，佛教传入，道教兴起，从上层统治者到下层老百姓都积极修建寺庙宫观，祭神的日期也逐渐固定化，信徒定期参与祭神活动，以祭神为中心的庙会活动逐渐展开，各个阶层都会参与，还伴随有娱乐、商贸、休闲、探亲、访友与交流等活动。北宋时期，民间社会已经出现了东岳庙会，但是此时的庙会规模较小，崇祀活动也局限在一域之内。北宋政和年间，《福山东岳庙记》记载：

每岁季春，岳灵诞日，旁郡人不远数百里，结社火，具舟车。焚香信，诣祠下致礼敬者，吹箫击鼓。揭号华旗，相属于道。

赵宋南渡之后，也把东岳信仰带到了南方地区。各郡县都会修建东岳大帝行宫，尤其是都城杭州地区，东岳信仰更为兴盛。

据史料记载，南宋时期仅杭州一地就有东岳庙行宫 5 处。在旧历三月二十八，各郡县行宫都会奉祀香火，举行盛大的祭祀活动。宋代吴自牧在《梦粱录》中对于东岳庙会进行了详细记载：

三月二十八日，乃东岳天齐仁圣帝圣诞之日。其神掌天下人民之生死，诸郡邑皆有行宫奉香火。杭城有行宫者五，如吴山、临平、汤镇、西溪、昙山，奉其香火……都城士庶，自仲春下浣，答赛心愫，或专献信香者，或答重囚带枷者，或诸行铺户以异果名花、精巧面食呈献者，或僧道诵经者，或就殿庑举法音而上寿者，舟车道陆，络绎往来，无日无之。

泰山神信仰兴起之初，祭祀权力基本被官方垄断，民间信众不能染指。宋元以降，泰山神信仰逐渐转向民间，渗透进普通民众生活中，出现了官民共祀泰山神的现象。至元二十八年（1291），赵天麟上书朝廷，提议朝廷对于民间的祭祀活动加以禁止，认为民间祭祀干越邦典，亵渎神明。皇庆二年（1313），泰山庙会发生焚杀幼儿事件，朝廷下令严禁民间祭岱。据《元典章》卷五七《刑部》十九《禁投醮舍身烧死赛愿》记载：“泰山东岳，已有皇朝颁降祀典，岁时致祭，殊非细民谄渎之事……令有司岁时致祭，民间一切赛祈，并宜禁绝。”但朝廷的禁令未能阻止民间信徒对于东岳大帝的祭祀崇奉。元朝定都大都（今北京）之后，也广建寺庙宫观。元延祐六年（1319），在朝廷的支持下，玄教大宗师张留孙及其弟子吴全节募资，兴建北京东岳庙。至正三年（1343）竣工，元仁宗赐额“东岳仁圣宫”。元代熊梦祥在《析津志》中描绘了东岳庙会的盛大情景，在东岳大帝的圣诞日三月二十八：

> 沿道有诸色妇人，服男子衣，酬步拜，多是年少艳妇。前有二妇人以手帕相牵阑道，以手捧窑炉或捧茶、酒、渴水之类，男子占煞。都城北，数日，诸般小买卖，花朵小儿戏剧之物，比次填道。妇人女子牵挽孩童，以为赛愿之荣。道傍盲瞽老弱列坐，诸般楫丐不一；沿街又有摊地凳盘卖香纸者，不以数计。显官与怯薛官人，行香甚众，车马填街，最为盛都。

明清时期，东岳庙会在民间社会更加流行，成为重要的民俗之一。北京东岳庙受到从上层到民间社会的广泛崇祀，鲁班、马王等行业神等也大量涌入东岳庙，为东岳庙的宗教活动注入了新的活力。明朝沈榜在《宛署杂记》（卷十七）中也记载了北京东岳庙的庙会盛况：

> 城东有古庙，祀东岳神，规模宏广，神像华丽。国朝岁时敕修，编有庙户守之。三月二十八日，俗呼为神降生之辰，设有国醮，费几百金。民间每年各随其地预集近邻为香会，月敛钱若干，掌之会头。至是盛设鼓乐幡幢，头戴方寸纸，

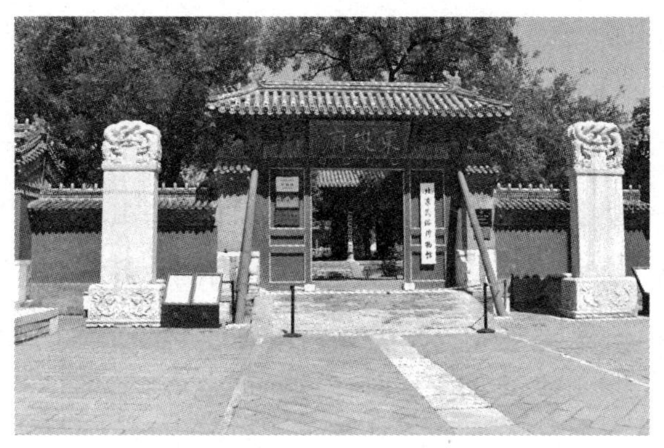

北京东岳庙

> 名甲马，群迎以往，妇女会亦如之。是日行者塞路，呼佛声振地。甚有一步一拜者，曰拜香庙。

在我国南方地区，东岳大帝的行宫大量修建，杭州等地延续了南宋以来的祭祀习俗，每到东岳大帝诞辰之日，信众都会举行盛大的祭祀庆典活动。明人田汝成在《熙朝乐事》中记载：

> 三月二十八日，俗传为东岳齐天圣帝生辰，杭州行宫凡五处，而在吴山上者最盛。士女答赛拈香，或祭献花果，或诵经上寿，或枷锁伏罪。钟鼓法音，嘈振竟日。

旧时中国，各地都建有供奉东岳大帝的庙宇，一般都是由道士奉祀香火。在北京地区，东岳庙会成为老北京一项最具特色的民间信仰活动。随着时间的推演，庙会活动逐渐丰富，“借寿”“请喜”“巡街”

等仪式纳入其中。每逢三月二十八，东岳庙都会举行盛大的庆典仪式，全国各地的善男信女进庙焚香祭拜，以示庆祝。香火较盛的东岳庙的庙会可以持续半个月之久，从三月二十开始，直到四月初五才会结束。朝廷也会在三月二十八这天派遣太常寺官员去祭祀。道士与香会人员也都会举行盛大的庆祝活动，皇室成员有时也会参加。信徒抬着东岳大帝神像进行“巡街”活动。各地善男信女蜂拥而至，顶礼膜拜，组织各种香会，竞相为东岳庙会服务。在老北京有一句俗话：“活着不去东岳庙，死了没着落。”

在我国南方地区，东岳大帝信仰也非常流行，拥有大量信徒，享受着广泛的香火奉祀。在江南古镇，东岳大帝一般被尊为地方的最高神，古镇上的其他神祇都会定期朝拜东岳大帝。在江南的庙会活动中，流行一种“召皇”仪式，即在东岳大帝出巡时，载有东岳大帝的灵位的神轿先停放在庙边的桥上，处于居高临下的地位，当地的其他神祇立像、坐像或者灵位也都会坐轿出游，接受东岳大帝的召见。这一仪式完全是对现实官僚制度的模仿，象征了东岳大帝在神仙世界的至高权威。

六 三教之神：关圣大帝

关圣大帝，又称关圣帝君、伏魔大帝、文衡圣帝、盖天古佛等，简称关帝，民间俗称关公、关老爷等，是儒释道三教共同尊奉的神祇。

关公信仰是由真实的历史人物关羽发展而来，属于历史英雄崇拜范畴。关羽是三国时期蜀国的一位将军，生前忠义仁勇，死后备受社会各阶层推崇。六朝隋唐时期，关公信仰主要在民间社会流行，是一位统领“鬼卒”的“鬼将”；唐朝中期，关公作为武将配享“武成王庙”，正式进入官方祭祀系统，成为官民共祀的尊神；宋代以降，由于关公在政治教化方面的特殊功能，官方不断加封推崇，关公的神格也逐渐提高，由公而王，进而尊为大帝，成为国家政权的保护神；明清时期，关公信仰进一步流行，又被尊奉为武圣人、武财神，深入到民间社会的各个阶层。在官方、道门与民间社会的共同推进下，从上层皇家贵族到下层贩夫走卒，甚至到江湖上的响马强

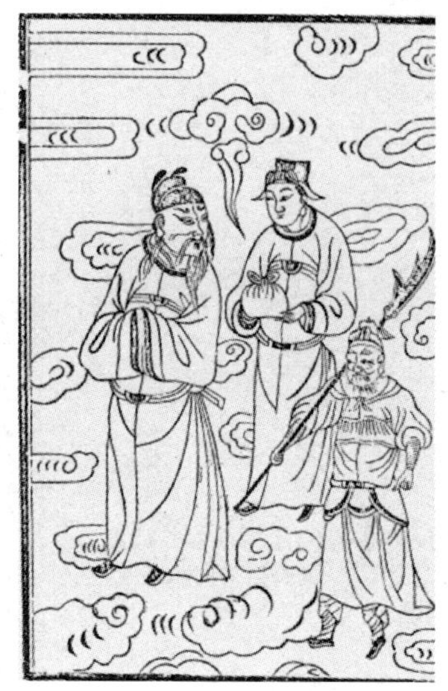

明刻绘图本《三教源流搜神大全》中的关公像

盗等都崇祀关公，关公也从单一的护法神逐渐转变为全能神，成为各行各业都尊奉的行业保护神，甚至也为一些地下秘密宗教、结社组织所尊崇。

1 关圣大帝信仰起源

关羽为蜀国名将，生于东汉延熹三年（160），卒于建安二十五年（220）。《三国志》《汉晋春秋》与《续后汉书》等史籍均记载，关羽为“河东解人也”，也就是今天山西运城解州人。据民间传说，关羽原本不姓关，在年轻时练得一身武艺，颇有正义感，喜好打抱不平，由于地方豪强为恶乡里，关羽出手惩诫，闯下大祸，开始逃难。来到潼关前，守门士兵拿着他的画像搜查，关羽说自己姓“关”，从此就改姓为“关”了，这就是“指关为姓”的故事。指关为姓的故事虽然没有可靠的文献记载，但是在山西关公故里广泛流传，版本内容虽有不同，但都与不畏强权、除暴安良、打抱不平有关。

关羽在亡命途中，投奔了刘备，后来成为蜀汉集团的名将，生前最高职位是将军。东汉建安四年（199），关羽在许都（今许昌）被封为中郎将。建安五年（200），关羽被曹操生擒，曹操待以厚礼，拜为偏将军，后来解白马之围有功，被封为汉寿亭侯。赤壁之战后，刘备得到荆南四郡。建安十四年（209），刘备拜关羽为荡寇将军，襄阳太守。建安十八年（213），刘备率兵入川“协助”刘璋防守张鲁，留关羽镇守荆州。在镇守荆州期间，关羽的政绩显著，深受当地民众爱戴。建安二十四年（219）七月，刘备拜关羽为前将军，位列“五虎上将”之首。同年，关羽进攻襄樊，擒大将于禁，斩庞德，威震华夏。此时东吴大将吕蒙偷袭荆州，江陵守将不战而降，关羽腹背受敌，最后退至麦城，在突袭过程中，与长子关平一起被杀于临沮（今属湖北省南漳县）。关羽死后，曹操、孙权都以诸侯之礼予以安葬。

关羽生前是一位将军，身材魁梧，武艺超群，英勇善战，一生可歌可泣，而且心怀仁义道德，是一位仁义智勇的人物，被视为战无不胜的英雄，其神武仁勇的故事广为流传。关羽死后身首异处，据传头葬于河南洛阳，而身葬于湖北当阳玉泉山，英魂则回归山西故里。荆州当地民众怀念关羽，在当阳玉泉山修建玉泉祠，岁时奉祀。正是在民间信众的崇奉下，关羽不断被神化，衍生出种种神异传说，使其逐渐步入神坛，成为人们崇拜的战神。

唐代笔记小说《云溪友议》（卷上）“玉泉祠条”记载：“蜀前将军关羽，守荆州……玉泉祠，天下谓四绝之境，或言此祠鬼兴土木之功而树，祠曰‘三郎神’。三郎，即关三郎也。”唐朝中期，在肃宗与德宗年间，关羽被纳入官方祀典，成为官方祭祀的神祇。《唐会要·武成王庙》记载，上元元年（760），唐肃宗追封太公吕尚（即姜子牙）为武成王，而关羽作为七十二名将之一配享武成王庙。但是，这一阶段的关公在民间社会的影响较小，一般被人们视为人鬼来祭祀，形象主要还只是一名统领鬼卒的鬼将，属于人鬼范畴。唐朝时期，关公信仰的地域分布有限，仅仅在荆州、蜀地一带传播，香火也不旺盛，处于人鬼与护法神双重神性并行的状态。

佛教最早开始神化关羽，将其纳入佛门的护法神体系中，封为护法伽蓝、盖天古佛。佛教于东汉年间传入中国，在传播过程中，受到本土儒道二教的挑战，思想教义激烈碰撞。在经历北魏武帝与北周武帝的两次“灭佛毁经”运动后，佛教受到很大打击。为了获得本土民众的支持，吸引更多的信徒，佛教逐渐与本土宗教信仰进行调适，形成了中国化佛教。佛教把关羽拉入教门，封为佛教的护法神，借助关羽的影响力弘扬佛法，吸引信徒。关羽成为佛教的护法伽蓝，始于玉泉山显圣的故事，此故事在唐朝中后期开始流行。

陈、隋年间，天台宗创始人智𫖮大师来到湖北荆州地区，在玉泉山建立精舍，弘扬佛法。开皇十三年（593），隋文帝杨坚赐额“玉泉寺”。据传，智𫖮大师在玉泉山创立精舍的过程中，关羽带领部属鬼卒显圣，最后归入佛门，成为佛教的护法伽蓝。但是，在《敕给荆州玉泉寺额》以及隋唐之际的其他文献中，并未提及智𫖮大师与关公相遇的故事。将智𫖮大师与关公显圣联系起来的文献最早见于唐德宗贞元十八年（802）董侹所撰的《荆南节度使江陵尹裴公重修玉泉关庙记》。该文收录于《全唐文》，记述了关羽帮助智𫖮大师兴建玉泉寺的传说。《全唐文》（卷六八四）记载：

> 将军姓关名羽，河东解梁人，公族功绩，详于国史。先是陈光大中，智𫖮禅师者，至自天台，宴坐乔木之下，夜分忽与神遇，云愿舍此地为僧坊，请师出山，以观其用。指期之夕，前壑震动，风号雷吼，前劈巨岭，下堙澄潭，良材丛木，周匝其上，轮奂之用，则无乏焉。惟将军当三国之时，负万人之敌，孟德且避其锋，孔明谓之绝伦。其于殉义感恩，死生一致，斩良擒禁，此其效也。呜呼！生为英贤，殁为神仙，所寄此山之下，邦之兴废，岁之丰荒，于是乎系。

宋代以来，佛教的传记文献承袭这一说法，对玉泉山显圣的故事进行了详细演绎，关公成为佛教的护法伽蓝。志磐《佛子目传记》记载：传说在陈、隋年间，天台宗创始人智顗大师来到湖北荆州当阳地区，遥见玉泉山山色如兰，山上有紫云如盖，智顗大师欣喜异常，以为圣地。晚上进入山中，智顗大师见怪物千状，出现种种恐怖景象。忽然出现一长髯神人，自称为蜀将关羽，带领鬼神眷属驱走了妖魔鬼怪，称“感师道行愿，舍此山作师道场，永护佛法”。于是，智顗大师为其受五戒，关羽正式成为佛门弟子。随后，智顗大师将此事奏于晋王杨广，杨广封关羽为“迦蓝护法神”，从此关羽成为佛门的护法神。

在汉传佛教中，关公被尊为伽蓝菩萨，与韦驮菩萨并称为佛教寺院的两大护法神。关羽不仅被汉传佛教当作护法神，而且也进入藏传佛教，成为藏传佛教的护法神。在我国西藏地区，如布达拉宫以西的巴玛热山（即磨盘山）山顶也建有关帝庙。在北京的藏传佛教喇嘛庙雍和宫中也有关帝神像。

六朝隋唐时期，道教对关公没有表现出太多兴趣。北宋时期，在佛教的影响下，道教也意识到关公对于弘扬道法的重要性。为了扩大影响，吸引信徒，道教也把关公纳入其尊奉的神仙系统中。道学家也开始为其编撰经书，制造显灵“神迹”，不断神化关公。关羽最终也衍化为道教的护法神，成为道教徒崇奉的神仙之一。道教奉关羽为北极紫薇大帝之主将，玉皇大帝的近侍，尊为荡魔真君、伏魔大帝。关公在道教中地位的确立，主要来源于“关公战蚩尤”的神话故事。

“关公战蚩尤”在民间社会流传很广，其文字记载最早见于《大宋宣和遗事》。后来经过道书、戏剧以及文人笔记小说等演绎，出现了多个版本，内容纷繁复杂，且人物故事略有不同，但是其表达的意思大致相同，主要讲述了宋徽宗派张天师赴盐池斩妖的神话故事。崇宁五年（1106 年）夏，山西解州有蛟在盐池作祟，宋徽宗诏命嗣汉三十代天师张继先前往捉妖。张天师来到盐池之后，发现蛟是由蚩尤所变，其原因是蚩尤因自己的祠庙破败，遂变蛟作祟。于是张天师请关羽的在天之灵大战蚩尤。斩妖回来之后，宋徽宗加封天师张继先为视秩大夫、虚靖真人。《大宋宣和遗事》记载：

> 崇宁五年夏，解州有蛟在盐池作祟，布气十余里，人畜在气中者，辄皆嚼齿，伤人甚众。诏命嗣汉三十代天师张继先治之。不旬日间，蛟祟已平。继先入见，帝抚劳再三，且问曰："卿次剪除，是何妖魅？"继先答曰："昔轩辕斩蚩尤，后人立祠于池以祀焉。今其祠宇顿弊，故变为蛟，以妖是境，欲求祀典。臣赖圣威，幸已除灭。"帝曰："卿用何神，愿获一见，少劳神庥。"继先曰："神即当起居圣驾。"忽有二神现于殿庭：一神绛衣金甲，青巾美髯。一神乃介胄之士。继先指示金甲者曰："此即蜀将关羽也。"

此外，道教还创作大量经书宣扬关公。宋元之际，道教编撰道经《太上大圣郎灵上将护国妙经》假托关公传经说咒，加封关公为"义勇武安王汉寿亭侯关大元帅"，称关公受玉帝敕命，为"三界都总管，提典三界鬼神"。此外，此经还宣扬儒家的纲常伦理道德观念，告诫信众要"宁为忠臣而不用，毋邪媚以欺君，宁为孝子而不伸，毋忿戾以怼亲，无论纲常伦理，无论日用细微，皆当省身寡过，不可利己损人。一念从正，景行庆云，一念从邪，厉气妖氛"。明后期成书的《三界伏魔关圣帝君忠孝忠义真经》，尊称关公为"三界伏魔大帝"，同时提高其神权，称关公"掌儒释道教之权，管天地人才之柄。上司三十六天星辰云汉，下辖七十二地土垒幽酆。秉注生功德延寿丹书，执定死罪过夺命里籍，考察诸佛诸神，监制群仙群职”。由此，关公成为统辖三界十方、佛仙人鬼的天界大神。

明清之际，朝廷推波助澜，尊关公为“协天大帝”。道教也以关帝之名刊布多种劝善文书，宣扬儒家的世俗纲常伦理观念，进一步扩大了关公在民间社会的影响，如《关圣帝君觉世真经》《关圣帝君救劫文》《关圣帝君警世文》《关圣帝君戒淫文》与《戒士子文》等，尤其善书《关圣帝君觉世真经》在民间社会广为流传，成为我国民间社会流传最广、影响最大的善书之一[1]。善书中列举了大量信徒应行的善事、应戒的恶事，称“人生在世，贵应忠孝节义等事，方于人道无愧”。

关羽也是儒教所倡导的忠义仁勇等道德精神的化身，是儒教伦理思想的忠实践行者。所以儒教也将其圣化和神化，将“夫子”“圣人”等尊号加封给关羽，称其为“关夫子”“关圣人”等。于是，在中国历史上形成了“文拜孔子，武拜关羽”的景象。儒教称孔子以其言论传世，关公则以其行为立身，关羽被尊为亚圣、亚贤。南宋理学家朱熹奉蜀汉为正统，推崇《春秋》。《三国志·关羽传》中也明确记载了关羽爱读《春秋左氏传》，于是社会上广泛流传“山东一人作春秋，山西一人读春秋”的说法。意为孔子作《春秋》，关羽读《春秋》，文圣孔子是立言者，而武圣关羽是践行者，文武二圣言行互证，用来教化民众。后来，在一些关公庙里还出现了关羽捧读《春秋》的塑像。明清时期，随着科举制度的发展，关公又得到科举士子的青睐，被科考士人奉为考试之神。民间社会还流传着关公曾托梦解题的“神迹”，

[1] 善书，或称劝善书，是指劝人行善、惩恶、教化人心的道德（宗教）书籍。善书主要流行于明清时期，其流传较广、影响较大的有《太上感应篇》《文昌帝君阴骘文》等。

于是关公逐渐被士子尊为考试之神，被尊为“文衡帝君”。

儒释道三教的教义与仪式互有不同，但是在尊奉神化关羽时却是一致的，正如一副对联所总结：“儒称圣，释称佛，道称天尊，三教尽皈依，式詹庙貌长新，无人不肃然起敬；汉封侯，宋封王，明封大帝，历朝加尊号，矧是神功卓著，真可谓荡乎难名。”在儒释道三教的共同塑造下，关羽逐渐成为人们共同尊奉的神祇。

2 官方历代祭祀加封

宋元时期，关公的神格位阶相对较低。在佛道二教的神谱中，关公只是一位降妖除魔的护法神将，并没有“武圣人”之尊，更没有司人命禄、保佑科举、治病除灾、驱恶辟邪、招财进宝与护佑八方的全能神性。

关公的至尊地位是在明清两朝帝王的不断加封推崇下逐渐形成的。关羽生前的最高爵位是汉寿亭侯，死后逐步被神化，其忠义和勇武的人物形象成为皇帝教化臣子民众忠君爱国的最好教材，所以得到官方的大力崇奉，多次被褒封，成为“大帝”级别的至尊天神。蜀汉后主景耀三年（260），关羽被蜀后主刘禅追谥为“壮缪侯”，配享先主祠。唐朝中期，关公配享武成王庙，属于从祀状态。由此，关羽进入武成王庙得到祭祀，标志着关羽正式进入国家祀典中。

关公神格的升高始于北宋年间。宋朝以来的皇帝都把关羽视为“忠义”的化身，“诚信”的偶像，不断加封，将其视为国家的保护神，关羽的神格越来越高。宋真宗年间，朝廷曾派遣官员到当阳玉泉寺祭祀，但是尚未形成定制，祭祀礼仪也不规范。通过宋元明清统治者的不断加封崇奉，关羽逐渐从公到王再到大帝，实现了从“公而王，王而帝，帝而圣，圣而天”的历史转变，最终成为至尊天神之一。清代史学家赵翼《陔余丛考》（卷三十五）中的“关壮缪”条，对清朝以前官方加封关羽的历史予以详细考述：

鬼神之享血食，其盛衰久暂，亦若有运数而不可意料者。凡人之殁而为神，大概初殁之数百年则灵著显赫，久则渐替。独关壮缪，在三国、六朝、唐、宋皆未有禋祀。考之史志，宋徽宗始封为忠惠公，大观二年加封武安王，高宗建炎二年加壮缪武安王，孝宗淳熙十四年加英济王，祭于荆门当阳县之庙。元文宗天历元年，加封显灵威勇武安英济王。明洪武中复侯原封。万历二十二年，因道士张通元之请，进爵为帝，庙曰英烈。四十二年，又敕封三界伏魔大帝神威远镇天尊关圣帝君，又封夫人为九灵懿德武肃英皇后，子平为竭忠王，兴为显忠王，周仓为威灵惠勇公。

北宋时期，宋朝皇帝延续唐朝的惯例，继续祭祀武成王庙。建隆三年（962），宋太祖赵匡胤诏修武成王庙，此时关羽依然处于配享地位。宋太祖吸取五代时期军阀割据的教训，重文轻武，以文治国。乾德元年（963），在崇文抑武的政策下，朝廷对配享武成王庙的将军重新进行了评议，基于“取功业始终无瑕者”的原则，将关羽从配享的将领中撤除；后来，北方女真族崛起，金军不断南下，大宋江山岌岌可危，朝廷内忧外患的问题日益严重，赵宋皇帝企图借助祭祀封神等手段来凝聚人心，提高朝廷权威，缓和内外矛盾。忠义仁勇的关羽在这场封神运动中又恢复了配享的位置，神格地位也不断得到提高。大中祥符七年（1014），宋真宗敕修关帝庙。绍圣三年（1096），宋哲宗赐当阳玉泉祠匾额“显烈王”。徽宗年间，朝廷的危机更加严重，统治者希望得到神仙的帮助，把抵抗外族入侵的希望寄托在神仙上。于是，宋徽宗大兴道术，称自己是上帝元子太霄帝君降世，让朝臣们尊他为教主“道君皇帝”。在崇宁元年（1102）至宣和五年（1123）的二十余年间，关羽受到了四次褒封，从忠惠公到崇宁真君，再到武安王，最后到义勇武安王。崇宁元年，宋徽宗加封关羽为“忠惠公”，崇宁三年（1104）又晋封为“崇宁真君”，大观二年（1108）再晋封为“武安王”，宣和五年（1123）又追封为“义勇武安王”，并建武安王庙。

南宋建立后，朝廷偏安于南方一隅。统治者为了激励士气，也希望得到像关羽一样的仁义忠勇人才以抵御北方金兵的威胁，于是继续加封关羽。建炎二年（1128），宋高宗再次加封关羽为“壮缪义勇武安王”。淳熙四年（1177），宋孝宗又加封关羽为“英济王”，淳熙十四年（1187），关羽为“壮缪义勇武安英济王”。宋孝宗敕曰：“生立大节，与天地以并传，没为神明，亘古今而不朽。”从崇宁元年到淳熙十四年的85年时间里，关羽被朝廷连续加封多次，由公及王，封号屡增。

元朝建立后，统治者也逐渐吸收汉族的习俗，继续崇奉关公，笼络人心。天历元年（1328），元文宗图贴睦尔在前朝封谥的基础上再加封“显灵”二字，加封关羽为“壮缪义勇武安显灵英济王”。

总体来看，关公虽然在宋元时期屡被朝廷加封，但是其封号仍为王。

明代开始，关公的祭祀规格升高，由从祀升格为专祀，关公信仰达到鼎盛。元朝末年，朱元璋在推翻元朝的过程中制造出关公率十万天兵助其破敌的神话故事，宣称自己有天神帮助，以彰显其上承天命的合法性。洪武二十七年（1394），明太祖朱元璋在南京鸡鸣山敕建关公庙，在每年的岁末以及关公诞辰之日均派遣应天府（今南京市）官员祭奠。朱棣发动靖难之役时，为激励士气以及赋予起义以合法性，也编造出大量关公显灵佑助的神话传说。永乐元年（1403），明成祖朱棣在北京建关公庙奉祀关公。此后，明朝诸帝都对关公崇奉有加，关公的封号也由“王”上升为“帝”。万历十年（1582），明神宗敕封关公为“协天大帝”，十八年（1590），再次加封为“协天护国忠义帝”，三十三年（1605）又加封为“三界伏魔大帝神威远震天尊关圣帝君”，四十二年（1614），再加封为“三界伏魔大帝神威远镇天尊关圣帝君”。明朝时期，关公的祭祀规格已由从祀转为专祀。《关帝志·祀典》记载：“明嘉靖年间，定京师祀典，每岁五月十三日，遇关帝生辰，用牛一、羊一、猪一，果品五，帛一，遣太常官行礼，四孟及岁暮，遣官祭。国有大事，则告，凡祭，先期题请遣官行礼。”明朝初年，太祖废武庙，姜太公从祀帝王庙。后来关公逐渐为武庙的主神，关帝庙也逐渐替代成王庙成为帝王崇奉的武庙。

清朝时期，对于关公的崇奉有增无减。清代诸帝对关公表现出极大的崇奉热情，完善了关公的人、帝、神形象体系。清入关之前，皇太极就在盛京（今沈阳）建关帝庙，赐额“义高千古”，同时命人将《三国志通俗演义》翻译成满文，在满洲社会上下广泛流传。关公的神勇故事家喻户晓，忠义神武的战神形象进入了满洲等少数民族社会。满族入关后，统治者继续崇奉关羽，加封、建庙、祭祀一样不少。顺治九年（1652），清世祖敕封关公为“忠义神武关圣大帝”。康熙年间，又封关公为“协天伏魔大帝”。乾隆三十三年（1768），加封为“忠义神武灵佑关圣大帝”。后来清朝诸帝不断加封，至光绪五年（1879），关公的封号长达26个字，为“忠义神武灵佑仁勇显佑护国保民精诚绥靖栩赞宣德关圣帝君”。关羽的忠义仁勇的品质也得到历代皇帝的推崇。雍正八年（1730），朝廷加封关羽为武圣，关帝庙也与孔子的文庙并列，合称“文武庙”。清朝承袭明朝的祭祀规格，在每年的五月十三，朝廷都会派遣太常寺的官员前往关帝庙致祭，而且增加了春秋二祭，祭祀礼仪与孔子等同。

3　明清时期的民间祭祀

明清时期，在官方与佛道二教的崇奉下，关公地位显赫，声威远播，官民共同奉祀，成为最重要神祇之一。关公信仰由民间而起，然后进入教门，再上升到官方祀典，在官方的崇奉下，关公信仰又进一步在民间社会流行开来，完成了由民间到官方再到民间的循环，关公被视为全能神而受到社会各阶层的崇祀，从官方到民间，从京邑到边塞，建庙崇祀日益普及，家祭庙祀，遍及全国，达到了“九州无处不焚香”的盛况。赵翼《陔余丛考》云：“今且南极岭表，北极寒垣，凡儿童妇女，无有不震其威灵者。香火之盛，将与天地同不朽。”

从历史发展来看，关公的祭祀礼制最初是“从祀”于各寺观神殿中，后来才建立“专庙”进行祭祀。统治者的钦定祭祀规范，佛道二教的定制祝醮以及神学上的论证，使得崇拜关公的礼仪逐渐达到帝王庙仪。关公虽然是儒释道三教共同尊奉的神仙，但是道教的特征更为明显，多数关帝庙都是由道士主持香火。此外，不同阶层的信众还赋予关公不同的神性和意义。普通民众认为关羽信义耿介，将其视为驱邪除恶、扶正保民的神祇。饱读四书五经的士人群体则比较看重关羽的忠义正直的品德，将关羽崇奉为道德偶像，视为做人的楷模。而将军士兵则更看重关羽神武智勇的品质，将其视为克敌制胜的战神。更为吊诡的是，关羽也被商贾生意人崇奉为招财进宝的财神。清人于敏中等编撰的《日下旧闻考》（四十四卷）记载了全国各阶层祭祀关羽的情景：

自古圣贤名臣，各以功德食于其土，其载在祀典，由京师达于天下。郡邑有司岁时以礼致祭者，社稷山川而外惟先师孔子及关圣大帝为然。孔子祀天下学宫，而关帝庙食徧薄海内外。其地自通都大邑下至山陬海澨村穷墟僻之壤，其人自贞臣贤士仰德崇义之徒，下至愚夫愚妇儿童走卒之微贱，所在崇饰庙貌，奔走祈禳，敬思瞻依，凛然若有所见。盖孔子以圣，关帝以神。

无论是在本土还是在海外，只要有华人生活的地方就会看到崇祀关公的庙宇殿堂。关帝庙、老爷庙、关圣庙、关王庙等庙宇遍及城乡各地。全世界究竟有多少座关帝庙是没有办法统计的。明朝万历年间，沈榜在《宛署杂记》（卷十九）中的“关王庙”条记载，当时北京城内共有关庙 20 处，城外有 30 余处。到了清代，关帝庙大量修建，遍及北京城内外，是北京城最多的庙宇之一。据《京师乾隆地图》记载，京城专门祭祀关帝的庙宇或者以祭祀关帝为中心的庙宇达到一百余座。全国各地崇奉关公的庙宇更是无以计数。旧历五月十三为关公诞辰，也称为关老爷“磨刀日”。每逢关公诞辰，各地信众都会举行一系列盛大的庆祝祭祀活动，祈祷人口平安、风调雨顺、五谷丰登。关帝庙会成为地方民众宗教生活的重要组成部分。清人顾铁卿在《清嘉录·关帝生日》中详细地记载了吴郡地区祭祀关公的盛大场景：

十三日，为关帝生日。官为致祭于周太保桥之庙。吴城五方杂处，人烟稠密，贸易之盛甲于天下。他省商贾各建关帝祠于城西，为主客公议规条之所。栋宇壮丽，号为会馆。十三日前，已割牲演剧，华灯万盏，拜祷维谨。行市，则又家为祭献，鼓声爆响，街巷相闻。又相传九月十三日，为成神之辰，其仪一如五月十三日制。俗以此二日雨，为关王磨刀雨，主人口平安。

关公之所以受到如此广泛的信仰，除了历代帝王的褒奖崇奉外，明代通俗小说《三国演义》也起了很大作用。明清时期，在《全相平话三国志》《三国演义》等小说及诗文、话本与说唱文学的宣传下，关羽的英勇故事如千里走单骑、过五关斩六将、华容道义释曹操、单刀赴会、刮骨疗毒、水淹七军等，在民间社会广泛流传，其忠义仁勇的形象深入人心。清人何刚德《春明梦录·客座偶谈》（卷四云）：

京中茶馆唱大鼓书，多讲《演义》，走卒贩夫无人不知三国。北人好听戏，尤好武戏，武戏多演三国也。然凡属军人，无论南北，则谈吐间皆演义也。甚矣演义魔力之大也。但三国人才多矣，而独注重于关壮缪，或称关公，或称关老爷，南人则又称曰关帝……北人崇拜者，视南人为甚，而关外为尤甚。

清代对于文圣孔夫子与武圣关羽极为尊重，孔子与关羽二人的名字皆要避讳，“羽”字本来是三撇，但是，为了避讳，改为两撇。在清代，帝王依然把关公视为江山社稷的护佑神，在镇压流民起义的过程中关羽都会显圣帮助。下层人民在反抗压迫的时候，也把关羽当作自身的偶像，用关羽的忠义仁勇来团结大众，激励人心，鼓舞士气。在太平天国时期，关羽也被太平天国的将领尊奉为偶像，把关羽奉为忠义勇的象征加以崇祀，称“扫天地间妖百万，英雄胜比汉关张”。在义和团发动时期，关公也被选为团体崇拜的神仙，被当作战神崇拜。团民把关公尊奉为自身的偶像，大量坛谕都设有关公神位，关公也成为义和团所请的神仙中频率最高的神仙之一。义和团在京津地区活动时，通过崇拜关公形式来表达对于朝廷的忠诚，所以，朝廷承认义和团的合法性，将其称为“义民”。

民国以来，伴随着现代化的冲击，关公信仰退出政治舞台，但是在民间社会，关公依然具有广泛的影响力，拥有大量信徒，依然是重要的民俗现象之一。在每年的关公诞辰，各地信徒都会举行大型的庆祝祭祀活动。

最近几十年，随着经济的发展，旅游经济的兴起，各个地方都积极地挖掘关公文化，将关公崇拜与旅游、经济、联谊等联系起来，成为旅游开发的重要资源。在民间社会，关帝庙会作为重要的地方民俗文化活动场所依然存在。

4　作为财神的关公

明清以来，民间社会赋予了关公生财的神性职能，关公财神的神性逐渐凸显出来，被当作财神崇奉。在清代某些关帝庙的楹联中，已有“汉为文武将，清封福禄神”的表述。民间社会不止崇奉关公一位财神，而是把比干与范蠡奉为文财神，把赵公明与关公奉为武财神。四位财神在民俗里代表了不同的价值取向，武财神关羽代表“诚信”，文财神范蠡代表“智慧”，而比干与赵公明则代表了“公正”。在诸财神中，关公的香火最盛。在当今的某些商铺、酒店，依然可以看到供奉着关公像，以求福佑生财。

关公的财神形象不是一日塑造出来的。在关公崇拜的早期阶段，并没有生财的神性特征。明清时期，商品经济快速发展，手工业比较兴盛，行业保护神崇拜兴起。受《三国演义》的影响，三国故事在民间社会广为流传，关羽形象蕴含的忠义仁勇诚进一步被放大，各行各业都因着三国故事将关公奉为其行业神，于是，关公的法力和神性逐渐突破护法神领域，成为财神、门神、药神、雨神以及荣誉神等，实现了从护法神向全能神的转变：当人们在生活中遇有争执之时，求关公来明见法断；当人们遇到干旱时，就向关公求雨；当人们生病时，则向关公求药；当士子考取功名时，则将关公视为考取功名神。所以关公成为一切恶鬼凶神的克星。

当然，后来在关公的众多神性里面，财神神性最为重要。在东南亚、日本以及美国等华人聚集的地方，也能看到供奉关公的神像。关公由守护神转变为财神，主要是四个传说赋予关公生财的权能。第一种说法，源于《三国演义》“挂印封金”故事：关羽和刘备失散以后，被曹操留在营中，曹操看重关羽的忠义仁勇，为关羽“封侯赐爵，三日一小宴，五日一大宴，上马一提金，下马一提银”，礼遇有加，一心想让关羽为己所用。但关羽却心系刘备，坚决不为曹操所用。后来关羽得知刘备的下落，挂印封金，将曹操赐赠，都一一进行了记录，具有了账本的雏形。第二种传说，是关羽生前曾从事兵站事务，擅长算数与记账，也传说他卖过豆腐，做过生意，善于理财，长于会计业务，曾发明计簿法，民间将其称为“记账祖师爷”。第三种说法，与关公的护法神性有关。传说关公死后经常回到人间助战，帮助人们降妖伏魔。而商场犹如战场，商人在生意场上受挫后，或者希望打败竞争对手时，也想得到关公相助，于是商人也选择将关公视为财神，将其视为商业保护神。第四种传说，与皇帝敕封有关。在北宋时，皇帝与道教共同塑造了“关公战蚩尤”的神迹故事。此故事埋下了关公成为财神的伏笔。传说关公的魂魄协助张天师战胜蚩尤后，随张天师进京上殿接受封赏，宋真宗将崇宁钱与之，曰“以此封汝”。后来的信徒认为关公被帝王以钱敕封，所以自然而然就是财神。

关公成为财神也与近代商业伦理有关。明清以来，工商业快速发展，社会上也产生了相应的商业伦理需要。关羽死后一直被视为仁义忠勇的化身，人们把关羽奉为财神，正是为了表达“义中求财”的商业伦理要求。关羽生前为人忠厚，为官清正廉洁，办事公道，能够经受住各种考验与诱惑，让其执掌财务、管理财库、扶正祛邪最为合适。通过对关公的奉祀，进而要求天下之人不贪不义之财，更不能当坑蒙拐骗的奸商。另外，明清时期工商业进一步发展，商业的风险性极大增加，众多商业从业者为了达到祈福禳灾的目的，奉祀关羽为保护神。

另外，关公成为财神也与晋商有着直接关系。明清时期，山西商人遍布全国，被誉为中国“十大商帮之首”。中国的很多关帝庙都是晋商出资兴建的。晋商在经营中意识到诚信仁义在商业活动中的重要性，关公又是晋商的老乡，所以晋商群体对关公表达出极大的偏好，他们通过崇奉关公来表达商人群体对于诚信、公平价值的追求，同时也彰显了自己的诚信精神。此举实际上是通过关羽的品质来为自己的商业活动背书。晋商的商业活动遍布全国各地，于是关帝庙也就修到全国各地。史书记载，在晋商店铺里，都会悬挂关帝神像，祈求能明辨贸易伙伴的“诚信仁义”，保佑生意兴隆，财源广进。外出经商者也会随身携带关公画像，希望得到关公的护佑。关公也是晋商联络乡谊的最好符号，促进了晋商群体间的认同和凝聚力。